PONTE GUAPA,

SIN QUIRÓFANO,
SIN MEDICAMENTOS,
SIN ESTROPEAR TU SALUD

© Ediciones Masters
  Adolfo Pérez Agustí
Fernán Caballero, 4-1º dcha.
28019 MADRID (Spain)

http://www.edicionesmasters.com
 edicionesmasters@gmail.com

Diseño portada y maquetación: Roberto-Carlos Pérez Rodríguez

¡Qué irritantes son esos anuncios en los cuales se promete una belleza esplendorosa si se acude a determinada clínica! Ya solamente les falta asegurar la felicidad o la inmortalidad gracias a sus técnicas avaladas por "médicos expertos". La credulidad de algunas personas les lleva a endeudarse durante varios años, con tal de conseguir esa figura casi perfecta que muestra la modelo del anuncio. Una modelo a quien, por cierto, los maquilladores le han tapado y alisado cualquier imperfección corporal, mientras que las técnicas de tratamiento digital de imágenes han conseguido quitar un poco de aquí y aumentar un poco de allá. Si han logrado que Spiderman volase por los aires utilizando una tela de araña ¿qué no habrán conseguido hacer en un corto anuncio de apenas 20 segundos?

Pero si la perfección física que prometen ya está cercana al Olimpo de los dioses, miren la sonrisa de esa modelo, sus ojos destellantes y esos guapos mozos que se la comen con los ojos. Todo gracias a que ha pasado por esa clínica de belleza que ya cotiza en Bolsa. Póngase guapa hoy y pague mañana. Así de fácil. Por eso, cuando una mujer mira a una de estas modelos inmediatamente dice: "Quiero ser como ella", pues está segura que detrás de esa cirugía estética está también la felicidad. ¿Qué van a perder? Pues dinero, seguro. ¿Tiempo? Obviamente. ¿Salud? Muy probablemente. ¿Qué ha pasado con esa creencia filosófica de que la belleza está en el interior? ¿Alguien duda de que una persona feliz, que lleve una vida saludable, no es poseedora también un bello rostro?

Esta es la finalidad de este libro: conseguir que seamos un poco más hermosos cada día utilizando los remedios que la naturaleza nos pone a nuestro alcance, la mayoría de ellos tan baratos como el agua, el número uno de los cosméticos.

CAPÍTULO
1. ¿Cuál es el secreto para ser atractiva?

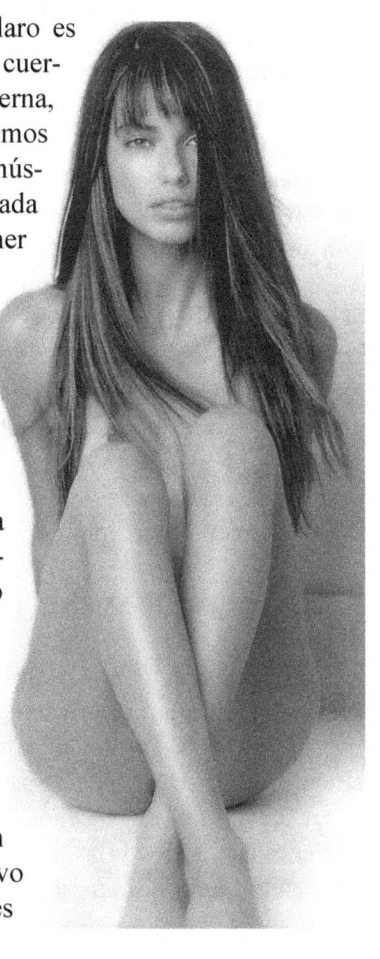

Lo que debe quedar bien claro es que no hay manera de lograr un cuerpo bello sin una buena salud interna, del mismo modo que no podemos estar fuertes sin que nuestros músculos estén bien ejercitados. Nada en nuestra salud se puede obtener gratuitamente o sin esfuerzo, y disponer de un cuerpo estéticamente adecuado a nuestras necesidades nos costará algo de trabajo, quizá dinero, y bastante sentido común.

El mayor problema con el cual nos encontramos es que la mayoría de las personas que cuidan su cuerpo prefieren hacerlo utilizando sustancias o métodos que no supongan ningún esfuerzo. O dicho de otro modo, quieren pagar por algo que les proporcione belleza rápida y sin sacrificios; algo así como aquel "Plan Pons, belleza en siete días" que tanto éxito tuvo hace años. Pero si ser felices requiere mucha sabiduría, y aprobar unas oposiciones supone muchos años de estudios, la belleza de nuestro cuerpo también implica cierto sacrificio continuado, pues nada en la vida es regalado. Pretender que se puede entrar por la mañana en un quirófano para corregir los defectos estéticos y salir por la tarde para concursar en Miss Universo, es tan ingenuo que nos parece imposible que existan personas tan crédulas y fáciles de manipular por una hábil publicidad.

Indudablemente la belleza es algo subjetivo (cada cual tiene sus preferencias), y quizá el asunto estribe en encontrar aquella faceta que hace más atractiva a una persona que a otra, lo cual muchas veces no tiene una relación directa con su estética. Mientras que el dinero de un hombre o su poder suelen romper con facilidad el corazón de muchas mujeres, hasta el punto de encontrar irresistible a alguien que pasaría desapercibido si fuera pobre, una mujer que lleve en una fiesta un traje sexy, ceñido e insinuante, es capaz de hacer volver la cabeza y suspirar de pasión a todos los varones, lo que probablemente no conseguiría con su indumentaria de trabajo habitual.

El canon de belleza es muy personal y cada persona tiene el suyo, hasta tal punto que una persona de 70 años puede encontrar irresistible a otra de su misma edad, algo desconcertante cuando esa persona es valorada por alguien con apenas 20 años. ¿Cambian nuestros gustos estéticos o simplemente nos resignamos? Lo que ocurre es que con el tiempo nos damos cuenta que el atractivo físico no está centrado solamente en el cuerpo, sino en ese concepto tan ambiguo que se denomina personalidad.

¿QUIÉN ES REALMENTE BELLO?

Actualmente hay dos factores que se consideran imprescindibles: uno, la simetría entre ambas partes del cuerpo y otro, la proporción en el desarrollo. Por ejemplo: ambos ojos deben estar situados al mismo nivel, el iris totalmente centrado y las cejas describiendo una ligera línea ascendente. Los ojos "achinados" gustan a casi todos y las mujeres los imitan con su maquillaje, pero en el hombre se insiste en la mirada profunda.

Para las mujeres, las medidas 90-60-90 siguen siendo el patrón a valorar, mientras que al varón se le exige mayor anchura de hombros que de caderas, y hasta ahí todos de acuerdo.

Las orejas no deben ser grandes, mejor pequeñas, ni con apariencia de elefante o "soplillo", mientras que la nariz admite variaciones según el sexo: en la mujer discreta y ligeramente respingona, pero en el varón la nariz griega sigue siendo la preferida, con su pequeña curva en el puente.

La frente despejada y con unas pequeñas entradas en el varón, y algo más pequeña y cubierta parcialmente por el cabello en las mujeres.

En cuanto a los labios, las cosas no están tan definidas, ya que hay quien prefiere una boquita de "piñón" en una mujer, mientras que otros se chiflan por una boca grande y sensual como la de las mujeres italianas. Y en los hombres hay de todo, ya que unos labios carnosos y abultados como los que predominan en la raza negra suelen gustar, aunque tampoco se quedan atrás unos más sencillos.

El cuello largo y delgado en la mujer, ancho y más corto en el varón, mientras que en la espalda no hay contrastes: todo el mundo debe tenerla recta, nunca arqueada, y andar en perfecta perpendicular con el suelo.

En cuanto a la piel y el vello también existen fuertes controversias y gustos. Hay quien prefiere una piel libre de pelo en el varón obligándole a depilarse de igual manera que lo hacen las mujeres, mientras que para otras la imagen de un varón de "pelo en pecho" es lo mejor.

La personalidad

La personalidad, finalmente, es lo que marca el atractivo de las personas, incluso más que el aspecto estético. ¿Qué tiene de especial ese hombre que sabe susurrar palabras dulces al oído de su chica? ¿O esa mujer en apariencia vulgar que domina a los hombres solamente con su mirada? ¿Mejor un escote insinuante o alguien tan elegante que nos haga quitarnos mentalmente el sombrero?

Un simple apretón de manos nos puede poner la piel de gallina, y un beso cálido en la mejilla puede ser tan clarificante de nuestros sentimientos como el más intenso de los abrazos. Dicen que todo es química, pero quienes lo afirman olvidan que en el ser humano la mente, y su escondido hermano el subconsciente, nos dicen realmente cuáles son nuestros sentimientos.

Una mirada dice más que mil palabras, y por eso cuando nuestros ojos destellan se ponen ligeramente húmedos, y se abren al máximo, indicio de que no queremos perdernos detalle alguno de esa persona que tenemos delante.

Paradójicamente, el atractivo de los malos, de los perversos y manipuladores, es notorio, siendo los chulos su mejor exponente masculino y las vampiresas el femenino. Ambos no tienen problemas para seducir a quienes se propongan, aunque ese amor traerá a sus víctimas dolor y problemas, algo que parece ser que muchos llevan con resignación y placer, al mismo tiempo.

El traje, los vestidos, contribuyen no poco a remarcar o disimular ciertos aspectos corporales, lo mismo que unos labios pintados fuertemente en rojo logran hacer que nadie sea capaz de fijar la vista en otro lugar. Luego, cuando hablamos, quizá ese mismo atuendo no nos sirva de nada, puesto que si lo que decimos es estúpido o inadecuado, el castillo de naipes que habíamos elaborado se viene bruscamente abajo.

Por todo ello y después de mucho indagar y realizar numerosas preguntas entre la población, se llegó a la conclusión que el concepto de belleza no solamente estaba ligado a la armonía de las formas, sino también a ese sustantivo tan manoseado que se llama personalidad. En la medida en que alguien posee un físico que se diferencia de la mayoría, aunque no sea proporcionado, se le empieza a considerar atractivo.

¿Se acuerdan del vaquero John Wayne y sus andares oscilantes a causa de una cadera torcida? ¿De Humphrey Bogart y sus increíble sonrisa gracias a su labio partido por una navaja? ¿Y qué me dicen de Marilyn Monroe y su bien situado trasero merced a la acentuada lordosis? Estas personas y muchas más, consiguieron convertir su defecto físico en la mejor arma de seducción. Dos últimos ejemplos: Angelina Jolie con un cuerpo esculpido a base de quirófano, y Halle Berry, natural como la vida misma. ¿Por quién se inclinan? Obviamente por las dos, y a casi todas les gustaría ser como ellas; pues en eso estamos.

CAPÍTULO

2. La piel

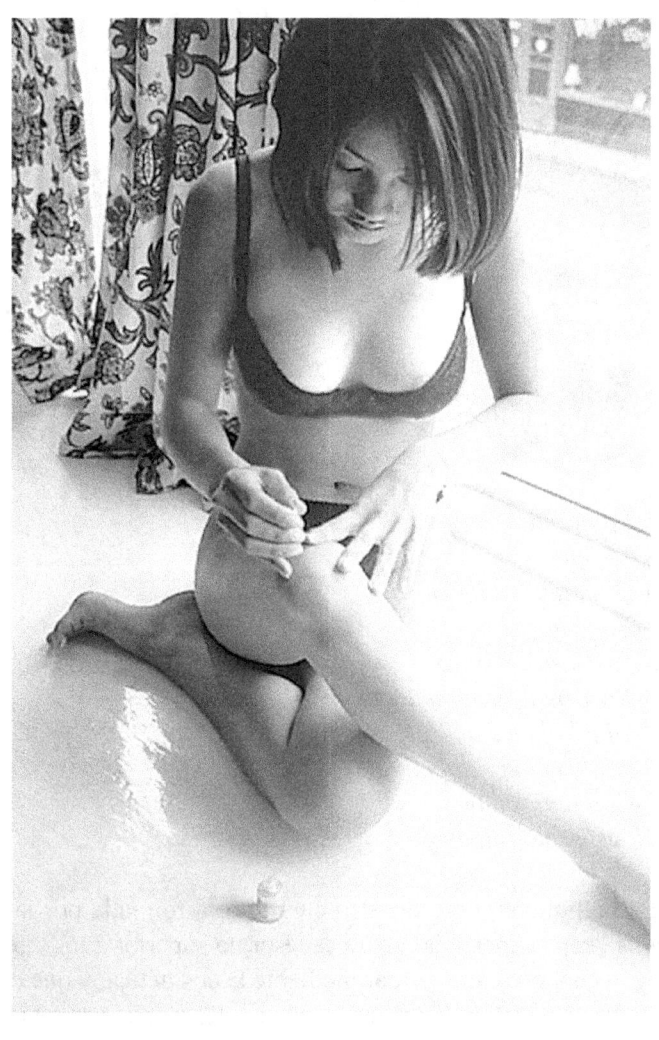

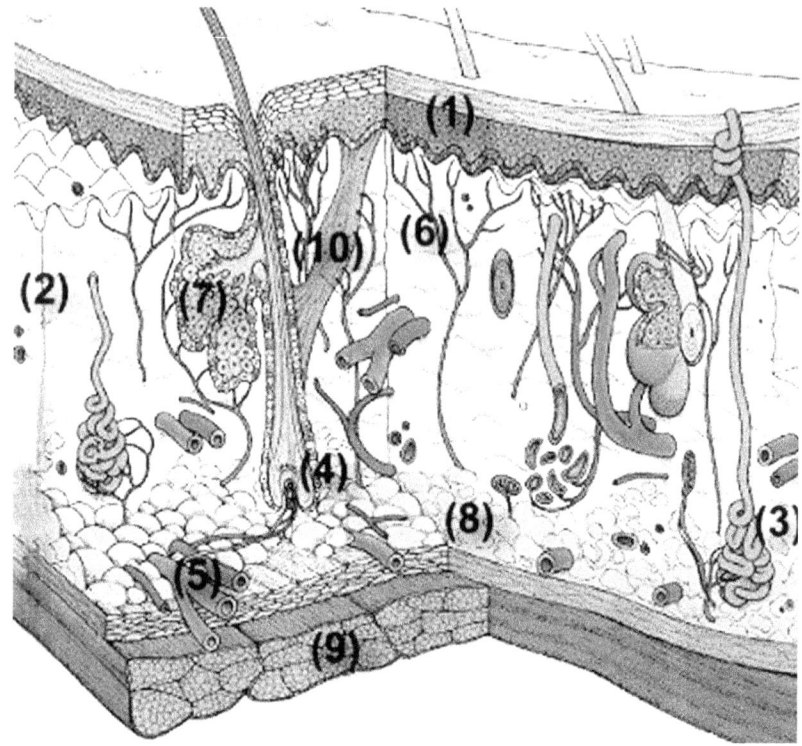

1-*Epidermis*
2-*Dermis*
3-*Glándula sudorípara*
4-*Folículo piloso*
5-*Vasos sanguíneos*
6-*Nervios y terminaciones*
7-*Glándula sebácea*
8-*tejido celular subcutáneo*
9-*Capa muscular*
10-*Músculo piloerector*

La piel que recubre nuestro cuerpo está formada por la *epidermis*, capa superficial de un espesor no superior a los 0,5 mm sobre la cual podemos actuar mediante la cosmética, y que cuenta con una capa córnea que nos protegen del exterior mediante su estructura a base de queratina. Sus células tienen un proceso continuado de muerte y renovación, proceso que se acelera mediante la exposición al sol y el empleo de abrasivos cosméticos.

A continuación está la *dermis*, separada por una capa basal, y en la cual se encuentran vasos sanguíneos, terminaciones nerviosas, glándulas sudoríferas, glándulas sebáceas y numeroso tejido elástico y cartilaginoso. Es la zona de nuestra piel en la cual se manifiesta el dolor, se desarrolla el pelo y salen al exterior por los poros todas nuestras secreciones. No es fácil acceder a ella desde el exterior y para lograrlo se necesitan estímulos a base de calor que dilate los poros, masajes profundos, líquidos que puedan atravesar la barrera cutánea, magnetismo y haces de luz, entre otros elementos.

Por último, tenemos a la *hipodermis*, en la cual están situados los glomérulos de las glándulas sudoríferas, vasos sanguíneos y las células adiposas. Estas últimas son las responsables del almacenamiento de las grasas y por tanto de la obesidad. Por ello y dada su situación tan profunda, es obvio que es muy difícil actuar en ellas a base de cosméticos, necesitándose hacerlo por vía interna (digestión y sangre), o mediante técnicas quirúrgicas como la liposucción.

La superficie total de la piel en un adulto es del orden de los 15.000 cm3 y su misión protectora abarca incluso los accidentes, las rozaduras y los roces continuados, llegando a hipertrofiarse y endurecerse en caso de agresión continuada. A través de la piel eliminamos el calor, protegemos el interior contra el frío, eliminamos el sudor y el sebo, además de multitud de toxinas que no deben permanecer en nuestro interior. Por ello es importante mantener una buena salud de nuestra piel, ya que si no podríamos llegar a un alto grado de intoxicación.

Normalmente eliminamos por el sudor unos 500 cc aunque no los percibamos, y la temperatura axilar debe estar entre los 36° y los 36,6°, existiendo variaciones normales por constitución genética. Su manto ácido es de 4 a 6 pH, y sirve como eficaz defensa contra la invasión bacteriana.

Lavar o limpiar la piel

Es importante señalar que la higiene de la piel no consiste en lavarla enérgicamente varias veces al día, utilizando toda clase de jabones o limpiadores, sino en mantenerla con sus poros limpios y libres de sustancias externas perjudiciales. La limpieza exagerada de la piel, la eliminación obsesiva de cualquier rastro de suciedad, altera la piel hasta tal extremo que la convertimos en algo inútil contra las agresiones del exterior.

El mejor detergente es el agua, sin más, y solamente deberemos recurrir a los jabones (suaves) en caso de suciedad imposible de quitar mediante el lavado simple con agua. De esta manera conservaremos una piel sana, fuerte y suave, la cual poseerá toda su tersura. Y es que los lavados frecuentes con jabón eliminan la capa grasa indispensable para mantenerla elástica, destruyen las células sanas, alteran el pH ligeramente ácido y facilitan la entrada a la dermis de todos los tóxicos exteriores.

Un ejemplo de la mala información, en cuanto al uso de la palabra "higiene", es el obsesivo lavado diario de los niños recién nacidos, los cuales terminan con su piel desnaturalizada y tan débil que pasan de una irritación a otra sin descanso. Lavarles con más frecuencia en la creencia de que la dermatitis del pañal es culpa de poca higiene, agudiza aún más el problema que ninguna crema puede evitar.

Los niños solamente necesitan agua del grifo para su higiene, debiendo emplear los jabones en casos verdaderamente necesarios. La destrucción de la capa grasa exterior permite que el frío y la humedad penetren en la piel, lo cual hace que se agriete, se quede menos protegida ante los rayos solares y se declaren arrugas quizá irreversibles.

Tipos de piel

Como ya se ha dicho, la piel es un reflejo de nuestra salud interna y por ello también hay que tener en cuenta la tipología que posea, ya que en base a ello podemos establecer su relación con nuestra salud.

16

La piel denominada como **normal** hace referencia a un cutis liso, sin manchas, con un buen color y riego sanguíneo, en donde no existen problemas para el sudor ni se desarrollan alteraciones en forma de granos, sarpullidos o picores. Este estado casi idílico no es fácil conservarlo muchos años, e incluso los niños suelen tener problemas con su piel cuando tienen enfermedades. Las orejas rojas cuando el barómetro baja anunciando lluvia, los pómulos enrojecidos en presencia de fiebre, los sarpullidos típicos de las enfermedades eruptivas o la sensibilidad excesiva a los jabones, son algunas de las alteraciones que demuestran la excesiva fragilidad de la piel de los niños a los problemas de salud. Afortunadamente para ellos, y en esto radica la gran diferencia con los adultos, la capacidad regenerativa que tiene su cutis les hace poco vulnerables a una patología seria. Una piel normal, por tanto, debe ser aquella que tenga un aspecto bello, pero al mismo tiempo fuerte, y para lograrlo, además de otros factores, lo importante es que favorezcamos su vitalidad con productos adecuados.

La piel **seca**, bastante más extendida de lo que creemos, tiene una textura rugosa, áspera y hasta desagradable al tacto. Se agrieta con facilidad, resiste muy mal el roce, tiene un pH ácido, carece en absoluto de elasticidad, y en las personas mayores está surcada por arrugas profundas, siendo presa frecuentemente de numerosas enfermedades descamativas.

Las causas son variadas y abarcan desde la piel tradicional de los ancianos, hasta las que se producen por el uso excesivo de jabones o detergentes. Comparen la piel de las manos de un ama de casa joven con la de su cara y verán el efecto nocivo de los jabones.

Otras causas que se pueden sumar a la acción nociva de los jabones es la exposición prolongada al sol (en estas personas cualquier exposición puede ser prolongada, aunque sea de unos minutos). También hay enfermedades nerviosas que pueden resecar la piel, como el insomnio, la emotividad, así como llevar una vida poco estable.

De todos los tipos de piel el cutis seco es indudablemente el que más afecta a la belleza, no solamente porque al tacto no tiene la suavidad que esperamos, sino porque las arrugas más pronunciadas se dan en los ojos (patas de gallo) y en la comisura de los labios.

SOLUCIONES

Una vez que hemos averiguado las razones de este envejecimiento tan prematuro, lo que se hace urgente es eliminar esas causas que lo han generado si aún estamos a tiempo, ya que a veces el mal está ya demasiado consolidado. No obstante y si se dispone de paciencia, cualquier piel se puede recuperar al menos parcialmente, siguiente las siguientes indicaciones:

1- Beber al menos dos litros de agua al día, pudiéndose alternar con refrescos isotónicos, de frutas o zumos vegetales. Con el tiempo y si las glándulas de la piel pueden seguir absorbiendo agua (quizá estén ya atrofiadas), dejarán pasar esta humedad a la epidermis y poco a poco ir hidratando la piel desde dentro. La sauna también es un buen sistema para este fin.

2- No emplear ninguna crema que sea excesivamente grasa, ya que este tipo de pieles no pueden absorberlas y lo único que conseguiremos en embadurnar la parte externa. La grasa hay que aportarla externamente en dosis pequeñas, reforzando esta acción con la ingestión de aceites vegetales, frutos secos y pescados azules. El aceite de oliva, aplicado externamente, sigue siendo el mejor cosmético para la piel y mucho más barato que cualquier de las cremas nutritivas que se venden con una gran campaña publicitaria.

3- No tomar baños de sol al mediodía.

4- Tomar suplementos de vitaminas A, E, así como ácidos grasos esenciales (linoleico.) El aceite de onagra se puede consumir en perlas y es sumamente útil para este fin.

5- Para lavarse se puede emplear agua de avena o de germen de trigo, así como alguna crema limpiadora suave.

6- Por supuesto, se suprimirán el tabaco y sobre todo el alcohol, los cuales tienen un efecto secante sobre la piel.

La piel **grasa** se divide a su vez en oleosa y seca, aunque en realidad ambas son de naturaleza grasa ya que la seca son formas oleosas que se han endurecido. En ambos casos la piel afectada tiene los poros dilatados, su color es grisáceo, hay mala circulación, el aspecto es por supuesto grasiento con unas glándulas sebáceas en plena actividad, y con frecuencia se dan puntos negros y hasta forúnculos. Como la afección suele ser bastante generalizada, es normal el mal olor axilar, el acné y un pH algo elevado.

Las causas suelen ser algo complejas y se encuentran normalmente en personas con problemas emocionales, en especial introvertidos, tímidos y acomplejados, en los que concurren desarreglos hormonales y mala alimentación. La falta de descanso adecuado, el insomnio, la hipocondría y las afecciones ginecológicas, son otras de las causas desencadenantes de la piel grasa.

Otros factores que suelen influir se refieren al uso de lociones con alcohol en la piel (incluso colonias) o el excesivo uso de jabones enérgicos, los cuales si bien secan la piel inmediatamente producen un efecto de rebote por estímulo de las glándulas sebáceas y con ello la vuelta de la grasa a la piel o el pelo.

También la mala alimentación, especialmente cuando se consumen grasas saturadas procedentes de mamíferos, como es el caso de los embutidos, el jamón serrano o la carne de cordero y cerdo, producen a la larga un cutis grasiento cada vez más difícil de corregir, mucho más si la persona no consume al mismo tiempo gran cantidad de verduras.

Como compensación a su aspecto, las personas afectadas de cutis graso no suelen tener tantas arrugas, resisten muy bien los excesos de sol, frío y viento, y con el paso de los años la piel tiende a normalizarse, aunque siempre queda una ligera capa de grasa que le ayuda a conservar un buen aspecto. Ello no quiere decir sin embargo que no se deba combatir la piel grasa, ya que es un buen caldo de cultivo para numerosas bacterias. Las recomendaciones para controlar el exceso de grasa son las siguientes:

No comer carne procedente de mamíferos, pudiéndose sustituir por carne de pollo o pavo.

No comer tampoco chocolate o coco.

No beber nada de alcohol.

Tomar verduras diariamente.

Beber todos los días zumos de limón diluidos.

Realizar algún deporte moderado.

Dormir algo más y tratar de que el sueño sea profundo tomando una infusión de plantas relajantes antes de acostarse.

No lavarse el cutis con jabón salvo por las mañanas. El resto del día emplear el agua o cremas limpiadoras adecuadas.

Ponerse emplastos de arcilla en la cara cada dos días.

Tomar suplementos de vitaminas B, así como aminoácidos azufrados (metionina y cisteína).

Enjuagarse de vez en cuando la cara con agua de limón.

Por último, el cutis **mixto** suele presentar las dos alteraciones, seco y graso, más unas zonas normales, distribuidas de manera desigual. Aunque es normal que las personas tengamos más grasa en los límites inferiores de la nariz, zona exterior de las orejas y en la parte superior de la frente, en las personas de cutis mixto estas diferencias son más notorias y pueden tener bastante grasa en el mentón y en la nariz, mientras que alrededor de los ojos y los labios, suelen estar secos.

El tratamiento local es complicado ya que es difícil separar la cara por trozos para aplicar en cada lugar la crema adecuada. Por ello lo que se puede hacer es tratar la cara con productos para cutis normal, que ni engrasen ni resequen, aunque dando un buen masaje en cada aplicación para estimular la circulación sanguínea. Esto, más una alimentación equilibrada (poca carne y mucha verdura) y unos suplementos de vitaminas A y E, pueden lograr una gran mejora en pocos meses.

TRATAMIENTOS COSMÉTICOS LOCALES

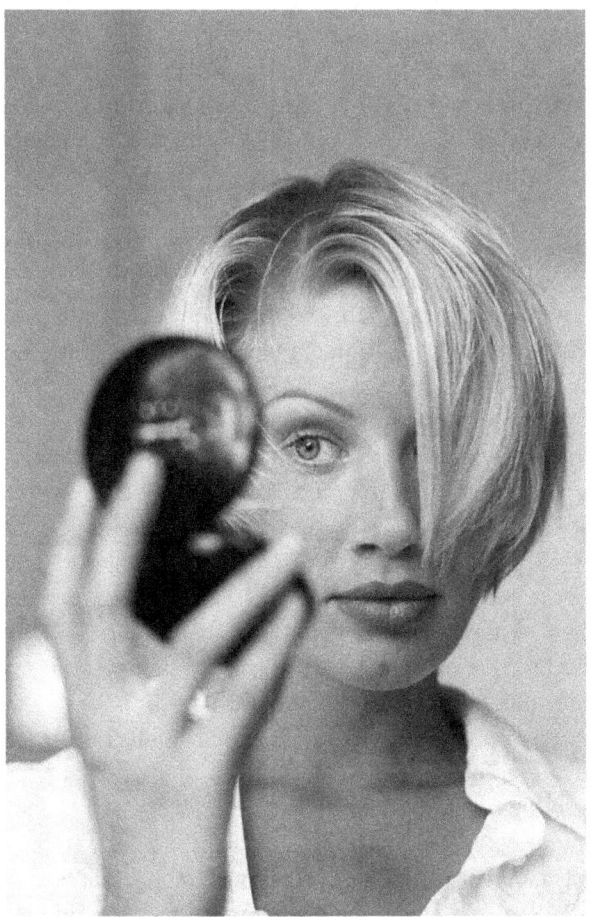

ABSORCIÓN Y COSMÉTICOS

Durante años los químicos han tratado de traspasar la barrera defensiva de la piel para intentar introducir sustancias químicas a través de ella, lo que no siempre han conseguido. La mayor dificultad estriba en hacer que penetren a través de los poros, quizá la vía más rápida para llegar al interior, los cuales se obstruyen con tanta facilidad que impide cualquier intento en ese sentido.

21

Las cremas grasas o los aceites de origen mineral apenas se absorben, por lo que deben ser empleados precisamente como protectores contra las agresiones exteriores. Si se absorbieran no nos serían útiles para protegernos del sol, de la lluvia o de la contaminación por disolventes, detergentes o pinturas, por ejemplo. Precisamente en esa imposibilidad aparentemente negativa para entrar en la piel está la utilidad de ciertos cosméticos, pues permanecen más tiempo activos, aunque de forma superficial. En esta misma línea deberían estar los jabones y cremas limpiadoras, los cuales solamente deben actuar de manera muy superficial, nunca en profundidad como la publicidad nos indica. Su acción abrasiva debe limitarse a la capa superficial de la epidermis, ya que resulta ilógico que alguien pretenda limpiar el interior de nuestro cuerpo mediante un jabón.

Pero no siempre es necesario que la crema aplicada permanezca en el exterior, como una barrera, sino que la mayoría de las veces lo que buscamos es precisamente que puedan actuar sobre capas más profundas para que ejerzan su labor regeneradora. Para lograrlo se emplean sustancias vegetales o de procedencia animal muy parecidas a nuestras propias grasas, generalmente muy fluidas, que puedan actuar al mismo tiempo como vehículo conductor para sustancias medicinales.

La piel es poco permeable en circunstancias normales y por ello hay que favorecer esta permeabilidad mediante masajes, calor, productos químicos o corrientes eléctricas, los cuales pueden romper esta barrera cutánea. Situaciones de fatiga extrema, la menstruación o la niñez, acrecientan la capacidad de absorción de la piel, lo que podemos emplear en nuestro favor, aunque guardando las oportunas precauciones. En este sentido hay que tener cuidado con cremas que contengan tejidos animales, hormonas o alcohol, los cuales al ser absorbidos y pasar al torrente sanguíneo pueden causar serios problemas de salud. Esta propiedad puede ser empleada por los aceites esenciales extraídos de las plantas y flores, así como cualquier producto que lleve una base alcohólica, pues todos pasan fácilmente a través de la epidermis. En niños pequeños y embarazadas nunca se deberían emplear estas sustancias, salvo bajo control de un experto.

Por último, hay que señalar que la aplicación de una crema grasa en cantidades altas obstruye totalmente los poros y por tanto impide su absorción, oxidándose posteriormente y descomponiéndose. Cuando empleemos una crema con base grasa o un aceite, hay que hacerlo en muy pequeñas proporciones, lentamente y con cierta energía, facilitando su paso a través de los poros sin obstruirlos.

LECHE LIMPIADORA

Suele consistir en una emulsión (suspensión de partículas insolubles en un líquido) a base de grasas o aceites, las cuales se mezclan con productos químicos con acción detergente y dispersante. Se emplean no solamente para quitar el maquillaje, sino también para desengrasar la piel o sustituir el jabón de tocador en el lavado diario de la piel.

Suelen tener apariencia líquida o cremosa y se aplican de manera suave con ligeros masajes en la piel mediante un algodón. Al poco tiempo y gracias al efecto dispersante, la suciedad pasa al algodón y el cutis queda limpio. Para eliminar los restos del limpiador se emplean después, o bien el agua simple del grifo, o un tónico ligeramente alcohólico que elimine los restos de grasas. Un zumo de limón podría sustituir a este tónico con el mismo efecto limpiador y sin sus inconvenientes.

Después de este lavado la piel debe quedar completamente limpia pero sin señales irritativas que pudieran indicar un exceso de frotamiento. No hay que olvidar que lo que en realidad se persigue con estas cremas limpiadoras es lavar la cara sin someterla a desgaste y si insistimos demasiado puede ser que dañemos la piel poco a poco y para ello mejor seguimos con el jabón de tocador tradicional.

Hay que evitar emplear lociones que eliminen la capa grasa necesaria para la elasticidad cutánea, ya que será imprescindible para evitar las arrugas. La piel debe quedar limpia, pero ligeramente brillante como correspondería a un cutis saludable. Si pasamos los dedos por ella al terminar el lavado, deberemos notar la suavidad que buscamos.

Después de este lavado es totalmente imprescindible emplear agua a temperatura ambiente para eliminar cualquier posible obstrucción de los poros por exceso de crema.

En el supuesto de que la cara tenga manchas de algún tipo, sea de grasa o maquillaje excesivo, nunca utilice alcohol, acetona o disolventes para quitarse de la cara manchas rebeldes, ya que el efecto perjudicial puede ser tan intenso que se vuelva irreversible. En el mercado cosmético existen numerosos productos para este fin.

TÓNICOS

La palabra tónico empleada en cosmética nos habla de productos que son capaces de estimular o dar energía a la epidermis mediante su acción sobre la circulación sanguínea y los músculos superficiales. Los productos tradicionales pueden contener hasta un 30% de alcohol, aunque los mejores están exentos de ello. Mucha gente se pregunta cuál es la causa de que sabiendo lo perjudicial que es el alcohol para la piel se sigan empleando en algunos cosméticos. El motivo es simple: el alcohol es un buen excipiente, logra mezclar entre sí sustancias que son incompatibles, conserva los productos mucho tiempo sin que se estropeen, no se altera por la luz ni tampoco por el calor, y garantiza una gran penetración a través de la piel de las sustancias mezcladas.

Un tónico puede contener sustancias astringentes, estimulantes, calmantes, antisépticas o refrescantes, debiendo por tanto realizar la selección de acuerdo a nuestras necesidades. Solamente se debe aplicar sobre la piel limpia, normalmente después de emplear la crema adecuada para ello, y nunca lo emplearemos como líquido limpiador.

Aunque se pueden aplicar con la simple acción de los dedos, es mejor utilizar un algodón empapado en el líquido para así insistir en aquellas zonas que queramos mejorar, teniendo en cuenta que los movimientos circulares centrífugos (hacia afuera) son dispersantes y por tanto calmantes, mientras que los círculos hacia dentro (centrípetos) son estimulantes. Dada su naturaleza alcohólica no hay que aplicarlos con profundidad, sino suavemente de abajo arriba.

Si buscamos la acción estimulante podemos golpear la piel con el algodón para activar la circulación sanguínea y si hay una zona especialmente dañada dejaremos el algodón unos segundos en ese lugar sin moverlo. Una vez finalizada la operación no conviene dejar que se seque por sí solo el resto y es mejor quitar el sobrante con una toalla, pasando a continuación a aplicar el maquillaje o las cremas cosméticas que deseemos.

Hoy en día existen tónicos para tratar la mayoría de los problemas de la piel y mucha gente los prefiere a las cremas porque son menos pastosos y no se perciben. Por ello la industria cosmética ha elaborado una gama muy amplia de tónicos a base de aceites esenciales, zumos de frutas, extractos de plantas medicinales y aguas especiales, los cuales están teniendo una gran demanda entre los usuarios.

Como ventajas con respecto a las cremas están el que se absorben muy rápido, no obstruyen nunca los poros, no se perciben y admiten inmediatamente la utilización de otros cosméticos. También son muy indicados para emplear en verano y en situaciones de emergencia en las cuales necesitemos un buen color de piel.

Como desventaja tenemos el que al permanecer poco tiempo en la piel no son capaces de nutrirla adecuadamente y por ello no solucionan radicalmente los problemas ni las enfermedades cutáneas. Tampoco se deben emplear en los meses fríos del invierno ya que su contenido en alcohol hace que la piel pueda agrietarse en pocos minutos.

Los podemos emplear en los siguientes casos:

Para efectuar una acción bactericida y antiséptica de la piel sin necesidad de recurrir a medicamentos.

Para estimular la circulación sanguínea superficial en cutis blanquecinos.

Para eliminar pequeñas acumulaciones de sangre en los capilares superficiales.

PONTE GUAPA, sin quirófano, sin medicamentos, sin estropear tu salud.

Como efecto sedante en casos de piel cansada por el exceso de trabajo.

Como antiinflamatorio de efecto rápido en bolsas de ojos o piel flácida.

Por sus sustancias tensoactivas para dar un aspecto saludable instantáneo, aunque poco duradero, a la piel.

Para suavizar una piel reseca sin engrasarla.

Para quitar la grasa excesiva de zonas pequeñas como la nariz o la frente.

Cuando no se quiera recurrir a los maquillajes, especialmente en los meses de verano.

Si realizamos deporte habitualmente y queremos tener una piel saludable y limpia pero sin las desventajas de las cremas.

Aún cuando use un limpiador de espuma y lo quite con agua, seguramente notará que al aplicar un tónico la piel quedará relajada, especialmente si lo distribuye dándose palmaditas. Aplique unas gotas para humedecer el algodón y limpie suavemente toda la cara, incluso el cuello.

CREMAS NUTRITIVAS

Como su nombre indica, estas cremas pretenden nutrir a la piel, o sea, proporcionar los elementos necesarios para su metabolismo y asegurarse así que no se desarrolle un proceso de atrofia prematuro. Para lograrlo se intenta aportar aquellas sustancias que sean fisiológicas, iguales a las que existen normalmente en la piel y que se supone que están en pequeñas proporciones por causas diversas. En este sentido, las cremas están elaboradas a partir de ácidos grasos esenciales, grasas saturadas, glicéridos, colesterol, alcohol metílico, ácido oleico, sales minerales, hormonas, carbohidratos, aminoácidos, peptonas y enzimas. En ocasiones, y con el fin de aportar fácilmente todos los compuestos anteriores, se emplean extractos de tejidos de animales e incluso de humanos, como es el caso de la placenta, tejidos embrionarios o glándulas secas pulverizadas. No obstante, en los últimos años la legislación es cada vez más restrictiva en este aspecto y ya apenas se encuentran preparados de este tipo, a pesar de que se demostraron sumamente eficaces.

Una crema nutritiva, para que surta efecto, debe imperiosamente penetrar en la piel y para ello hay dos factores imprescindibles: poder de absorción y tiempo necesario de permanencia. Además de ello y con el fin de no generar efectos secundarios, el producto no debe penetrar en el torrente sanguíneo. Todo un reto para los laboratorios de cosmética. La mayoría de las cremas nutritivas se aplican por tanto de noche, pensando en que al menos la persona las mantendrá en su piel sin tocarlas durante ocho horas.

El primer efecto es la aportación de la capa de grasa que toda piel sana debe tener, la cual es suministrada con una base oleosa adecuada, siendo normal el que una vez aplicada veamos la piel grasienta. Esta misma base, además, permite que los principios activos penetren a través de las glándulas sebáceas, consiguiéndose un efecto restaurador bastante profundo, precisamente allí donde existe una carencia de lípidos.

Es importante señalar que para una buena acción no hay que aplicar demasiada crema, ya que los poros podrían obstruirse e impedir que penetren las sustancias activas a través de ellos. Mejor poca crema que mucha. La aplicación de noche cuenta, además, con otras ventajas adicionales, no solamente por el tiempo de permanencia en sí ya muy importante, si no también porque cuando nos acostamos la piel está más hinchada y los poros más abiertos, lo que facilita aún más la penetración. Una vez que nos levantamos y si todavía quedan restos de crema o de grasa (lo ideal es que se haya absorbido toda), los eliminaremos con los productos limpiadores adecuados, evitando el jabón común.

Las cremas nutritivas se pueden aplicar en todo tipo de pieles, grasas o secas, ya que se supone que ambas están desnutridas y necesitan el aporte de sustancias vitales.

El cutis seco es el más complicado de solucionar ya que a la carencia de grasas se une la deshidratación, necesitándose dos sustancias cosméticas que, en principio, son incompatibles, como son las grasas y el agua. Para solucionarlo se emplean normalmente dos cremas diferentes, aplicadas también en horarios diferentes: por el día se utilizarán productos hidratantes con aporte de vitaminas y oligoelementos, mientras que de noche se emplearán las cremas grasas con el aporte de aminoácidos y aceites esenciales.

Una advertencia: no crea que toda crema grasa es en si misma una crema nutritiva, ni compre esas cremas que se venden a bajo precio. Los productos cosméticos eficaces están elaborados con sustancias muy costosas de obtener y por tanto deben tener un precio alto, especialmente las nutritivas.

Como base de una buena crema nutritiva siempre deben estar las vitaminas A y E, mientras que las hidratantes deben contener al menos oligoelementos.

LOS ALFA HIDROXIÁCIDOS (AHAS)

Los Alfa Hidroxiácidos están extraídos de alimentos naturales y, por tanto, parecen idóneos para limpiezas profundas. Existen de diferentes tipos: los cítricos (de frutas cítricas), málicos (manzanas), tartárico (uvas), láctico (leche agria) y glicólicos (caña de azúcar).

Durante siglos se han utilizado para reforzar la apariencia de piel (Cleopatra se bañó en leche agria, y las mujeres de la corte francesa aplicaban vino rojo viejo a sus caras.) Estos compuestos actuaban soltando y desprendiendo de la capa externa las células de piel muertas y disminuían la tendencia a formarse de nuevo. Esto se logra produciendo un estiramiento de la piel debido a un aumento de la hidratación, mejorando también la suavidad. Los AHAs, sin embargo, no estiran realmente la piel, tal y como sabemos que hacen la mayoría de los cosméticos que efectúan una limpieza con profundidad.

El uso moderno de los AHAs ocurrió en los años 1980, y fue un éxito para todas las compañías de cosméticos que los incluyeron en sus catálogos. Desgraciadamente, estos primeros intentos no fueron acompañados de unas recomendaciones adecuadas en cuanto a empleo y conservación. Los efectos secundarios por uso inadecuado dieron lugar a numerosos artículos negativos en la prensa y por eso se abandonó el uso masivo.

En diciembre de 1996, varias empresas de cosmética, asociaciones de perfumistas, junto con la presencia de la prestigiosa Administración de Drogas Americana (FDA), anunciaron que la mayoría de los productos comercializados que contenía AHAs (glicólicos y ácidos lácticos), poseían concentraciones superiores al 10% de glicólicos y el pH era de 3.5 o más alto. Como ya es sabido, un pH tan alto en un producto cosmético causa irritación.

El CTFA también repasó el uso de los AHAs y la sensibilidad al sol, y concluyó que según sus datos aumentaba significativamente la sensibilidad al sol. Sin embargo, recomendó efectuar nuevos ensayos con las cremas más divulgadas, especialmente aquellas empleadas como bronceadoras. La conclusión fue que los alfa hidroxiácidos son un buen método para regenerar la piel en profundidad, pero requieren ser aplicados por las manos de un experto.

Las últimas experiencias con los nuevos AHAs han sido muy positivas y la mayoría de los usuarios han conseguido resultados óptimos. Los últimos análisis de mercado efectuados en clínicas de belleza aseguran estupendos resultados en el tratamiento de problemas superficiales de la piel, las arrugas, estrías, el exceso de grasa cutánea, el acné y las decoloraciones.

UNA CREMA HIDRATANTE PARA CADA OCASIÓN

Una crema hidratante buena puede mejorar su estilo de vida y afortunadamente hay una gran gama de hidratantes que satisfacen cada tipo de piel. Por ejemplo, si emplea maquillaje entonces debe optar por una hidratante suave para que la aplicación no se resbale fácilmente. Si la emplea de noche, una buena crema nocturna ayudará a reparar y nutrir la piel toda la noche. Unos puntos de crema alrededor de la cara serán suficientes si los frota suavemente con las palmas de sus manos, como si efectuara un mini masaje facial.

Muchas mujeres tienden a mimar sus caras pero se olvidan de su cuello y barbilla, por lo que le recomendamos que se asegure de aplicar crema debajo del hueso de la barbilla.

El ritual de limpiar, dar tónico y nutrir, debe ser tan natural como el cepillando de sus dientes. Guarde sus productos religiosamente junto a su cepillo de dientes y realice el ritual todas las mañanas y noches después de cepillar sus dientes. También le será de gran ayuda tener una cinta para sujetar el pelo y evitar así que se le enrede con los limpiadores y cremas.

LIMPIEZA, TÓNICO E HIDRATACIÓN

Esta es una trilogía que para muchos expertos en cosmética tiene que ir siempre unida. Es conocida en el mundo anglosajón como CTM y se basa en un ritual que se efectúa dos veces al día y que consiste en limpiar, entonar e hidratar la piel. Para realizarlo hay miles de productos en el mercado, cada uno de nombre y precio muy dispar, aunque en el fondo todos deben proporcionar los mismos efectos.

El tónico elimina cualquier maquillaje restante, (complementando al limpiador), pero simultáneamente refresca y prepara a la piel para recibir el emoliente o un hidratante, e incluso ambos, pues ablanda la piel y la nutre.

Existen dos tipos básicos de limpiadores: los que producen espuma y deben eliminarse con agua, y los que adoptan aspecto cremoso y que pueden ser quitados con un algodón. Para usar un limpiador de espuma es mejor emplear las manos, poner un poco en una de las palmas y frotar suavemente con las yemas de los dedos de la otra para crear espuma. Después se aplicará siempre en la cara húmeda, manteniendo los ojos bien cerrados. El masaje se efectúa con las yemas de los dedos de ambas manos suavemente pero firmemente, con pequeños movimientos circulares y tratando de extender la espuma por toda la cara. Estas acciones también asegurarán un aumento en la circulación de la sangre que ayudará a quitar toxinas y mejorará la expresión de los músculos faciales.

Salpique con agua tibia o fresca para quitar cada rastro de limpiador. Para usar un limpiador lácteo o cremoso, ponga un poco en la parte de atrás de su mano y distribúyalo así por encima de la frente, ambas mejillas, nariz y barbilla, y proceda como antes. Para quitarlo emplee un trapo o agua (salvo que se trate de un producto con aceite), o un trozo de algodón húmedo.

EL PEELING

Según el diccionario, peeling quiere decir peladura o abrasión y se emplea en cosmética como medio de eliminar la capa más superficial de la piel. Su finalidad es dejar una piel nueva, combatir las arrugas, aumentar la oxigenación y la coloración, así como eliminar las arrugas más recientes. También puede suavizar o eliminar ciertas manchas y quizá pequeñas cicatrices.

Según sus defensores, con el peeling se eliminan detritus, células muertas y ciertas sustancias que se producen en la piel diariamente por el sudor y la contaminación, que el lavado diario no puede quitar. Estas sustancias con el tiempo obstruyen los poros, las glándulas sebáceas y, por tanto, la respiración de la piel, con lo cual la piel se marchita y las cremas de belleza no pueden penetran en su totalidad.

Este efecto abrasivo ya era practicado desde hace milenios, pues la piedra pómez, así como las cenizas y arcilla, se han empleado con eficacia para suavizar la piel. Nuestros antepasados eran unos expertos en el arte de la cosmética y existieron épocas en las cuales incluso los varones se sometían periódicamente a estas curas. Según los países, se empleaban productos del mar, polvo de huesos o de marfil, así como arenas de canteras muy específicas, todas con un gran resultado.

La arena de la playa fue quizá el primer abrasivo de la piel que se empleó y aún hoy es el remedio de elección para la planta de los pies. Cuando tenga la oportunidad de ir a la playa no se olvide realizar largos paseos por la arena seca y en pocos días habrá eliminado toda clase de durezas y callos.

Pero hoy en día se da preferencia a otros métodos más sofisticados, pero no por ello más inocuos, y se recurre hasta a pequeñas fresas abrasivas puestas en un taladro eléctrico, el cual realiza la abrasión en pocos segundos. Otros métodos incluyen el carbonato de sosa y algunos un simple papel de esmeril, más finos que las lijas que se utilizan en ebanistería, con lo cual la abrasión es sumamente intensa. Todos estos métodos son sumamente delicados de aplicar y no deberían emplearse salvo en zonas de piel muy endurecidas, como los codos, talones del pie, rodillas y quizá algunas partes de la mano.

Las cremas y lociones que se venden en el comercio para limpiezas profundas de la piel consisten en diversos productos químicos que o bien producen irritación, o destrucción de la queratina. Suelen contener ácido salicílico, resorcina, fenol, ácido tricloroacético y yodo, aunque también podemos encontrar la esencia de pimienta, la parametilacetofenona y otras muchas que normalmente no se mencionan en los envases para guardar el secreto comercial de la fórmula.

Algunos de estos compuestos no actúan inmediatamente y con el paso de los días producen una reacción similar a los rayos de sol, con lo cual la piel se descama y deja al descubierto las zonas internas. Poco a poco el grosor de la piel disminuye y si el efecto no ha sido demasiado intenso aparece una fina y suave capa cutánea más bella que la anterior, pero más frágil y fina. Por ello se deben aplicar con mucho cuidado, paulatinamente, y mejor quedarse corto que pasarse.

Después del tratamiento es imprescindible aplicar mascarillas revitalizadoras, aceites tonificadores y cremas nutritivas que den fortaleza a la nueva piel que vemos. Por supuesto, durante unos días no hay que exponerse al sol ya que el peligro de quemadura y deterioro es muy alto.

La cosmética natural aporta productos también útiles y se emplean los que contienen enzimas como el jugo de la papaya, ligeramente abrasivos como el jugo fresco de la Celidonia, así como la mostaza y la pimienta.

EL MAQUILLAJE

El propósito principal del maquillaje es igualar el tono de la piel y ocultar las manchas. Es difícil escoger el tono correcto y frecuentemente se comete el error de seleccionarlo más oscuro que la propia piel, como si pretendiera convertirlo en un bronceador instantáneo.

Los maquillajes hay que elegirlos por su textura, no por el color. No hay nada peor que una línea que marca bien la diferencia entre la cara y el cuello a causa de un maquillaje demasiado intenso de color.

Los maquillajes líquidos y cremosos, mezcla de aceite y agua, son los más populares. Los que llevan mucha proporción de aceite son más fáciles de aplicar, pero se arruinan con mucha más facilidad por el calor del cuerpo. Los que contienen más líquido globalmente son también sencillos de aplicar, pero los cremosos logran tapar mejor las imperfecciones.

TÉCNICAS NO-NATURALES

Botox

A la hora de eliminar arrugas de expresión, la toxina botulínica es la reina, quizá porque la gente ha olvidado que se trata de una de las neurotoxinas más peligrosas. De tanto hablar de ella como tratamiento para las arrugas, se ha ocultado al público que una pequeña cantidad es suficiente para matar a una persona por parálisis respiratoria. Puesto que es la sensibilidad de una persona lo que determina la acción de un veneno, es muy probable que las consecuencias de esta aplicación tan generalizada no se conozcan hasta dentro de unos años, cuando los daños sean irreversibles.

El tratamiento mediante microinyección parece eficaz en frente, patas de gallo o entrecejo, aunque también en pliegues del cuello o mentón. Se realiza sin anestesia y sus efectos duran de 6 a 8 meses.

Infiltraciones

Estas sustancias inyectadas bajo la piel aumentan el volumen de la zona deseada sin aparentes efectos secundarios, con una duración temporal o permanente. A base de ácido hialurónico o ácido poliláctico, suele usarse para puntos de sutura. Con el tiempo es sustituido por tejido conectivo propio de la piel.

Thennacool

Técnica que utiliza la radiofrecuencia para combatir la flaccidez. Mediante ella se calienta y contrae el colágeno de la dermis para tensar la piel, disminuyendo de peso las arrugas. Suele hacerse de forma aislada o como complemento a un lifting quirúrgico, y no necesita anestesia. El calor generado puede ocasionar pequeñas quemaduras, incluso internas.

Peeling de escote

Destinado a eliminar las manchas del escote. A base de ácido glicólico y vitaminas, este sistema parte de una micro dermoabrasión, consistente en exfoliar la capa superficial de la piel con microcristales de aluminio, alisando y borrando cualquier exceso de melanina. Como cualquier abrasión, la piel queda desvitalizada durante unas semanas, pierde grosor protector, siendo un factor de riesgo para el cáncer de piel. Es importante no exponerse al sol durante al menos un mes.

Bioestimulación cutánea

Antes se empleaba para tratar cicatrices, pero ahora como re - juvenecedor cutáneo y para dar "luminosidad" a la piel.

Combina la extracción de suero sanguíneo del propio cliente enriquecido con plaquetas y factores de crecimiento, aplicado con mesoterapia y luz pulsada intensa. Sus efectos son progresivos, por lo que se puede suspender si hay contraindicaciones. El mayor problema es el aumento de los radicales libres, cuyo comportamiento negativo es impredecible a largo plazo.

Ozono+ presoterapia

Puesto que nuestro planeta necesita ozono para protegerse, hay quien ha pensado que se trata de un gas saludable que puede ser empleado como si fuera el aire de alta montaña. Ahora se combina con presoterapia, es decir, la aplicación de presión mecánica para mejorar la circulación y favorecer el drenaje linfático, y también para poner en forma glúteos, abdomen, piernas o brazos. Sin embargo, al tratarse de un fortísimo oxidante, la formación de radicales libres es rápida e intensa, llegando a constituir un gas altamente tóxico.

Vela

Este aparato combina las últimas tecnologías (infrarrojos, radiofrecuencia y succión por masaje), que pueden usarse juntas o por separado según el objetivo. A través de un calentamiento subdérmico y de aspiración por vacío, sus defensores dicen que se pueden reducir o reafirmar. Puesto que ya sabemos que cualquier calentamiento del tejido subcutáneo afectará negativamente al sistema venoso y linfático, las personas predispuestas deberían evitar este tratamiento.

CAPÍTULO
3.Nutrición y belleza

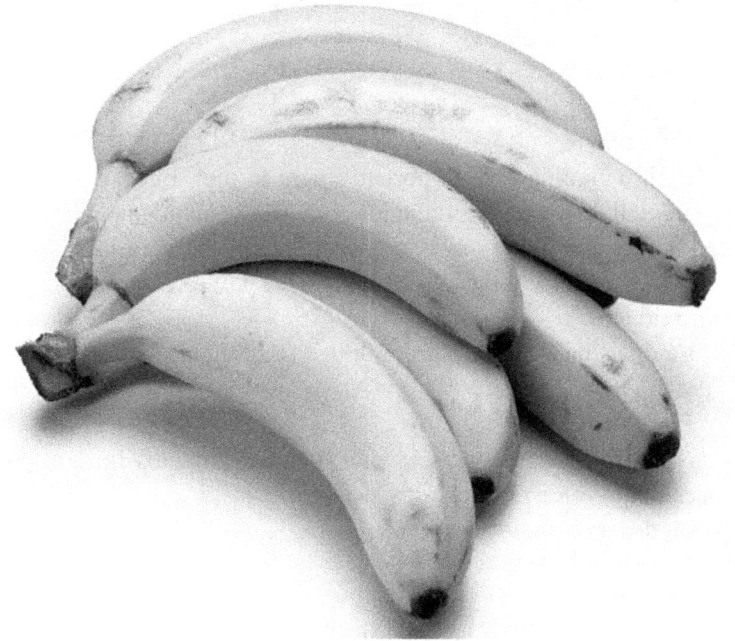

Después de la carencia de líquidos es la deficiencia en nutrientes la causa principal del envejecimiento prematuro, la flacidez, la caída del cabello y, en resumen, del mal aspecto corporal. Por ello y dado que es muy difícil asegurarnos que mediante la alimentación vamos a ingerir todos los elementos necesarios para la salud, especialmente por el refinado al que están sometidos los alimentos, no existe ningún inconveniente en tomar periódicamente suplementos de vitaminas y minerales, aunque para ello lo mejor es que sea mediante asesoramiento de un especialista.

En el mercado podemos encontrar desde presentaciones naturales con vitaminas a dosis bajas pero de una gran biodisponibilidad orgánica, hasta megadosis de una o varias vitaminas para realizar una dosis de choque rápida.

Según nuestro criterio es mejor tomar dosis bajas pero de una manera continuada, casi todo el año, a tomar un complejo vitamínico a dosis altas durante solamente un mes. En este último caso es posible que el organismo no tenga tiempo para asimilar dosis altas y las elimine sin aprovecharlas.

CUADRO DE LAS VITAMINAS

Vitamina A:
Es la vitamina más importante para la piel. Interviene en la reparación de los tejidos dañados o gastados, mantiene la integridad de los epitelios y mucosas, siendo decisiva para la vista, el pelo y las uñas, y contribuyendo a evitar la vejez por su acción antioxidante.
La dosis habitual es entre 5.000 y 10.000 U.I.

Vitamina D:
No es importante para la piel, pero sí para los huesos. Su carencia produce raquitismo y osteoporosis.
La dosis es de 400 a 1.400 U.I.

Vitamina E:
Es también una de las vitaminas esenciales para la piel, para los órganos reproductores y como preventivo de la vejez. Actúa como eficaz antioxidante y protege a la vitamina A. Interviene en la buena formación de los músculos.
La dosis es de 30 a 100 mg.

Vitamina K:
Su acción se limita a favorecer la coagulación sanguínea, aunque también se cree que pueda tener algún efecto sobre el metabolismo del calcio.
La dosis es de 2 a 5 mg.

Vitamina B-1
Interviene en el metabolismo de los hidratos de carbono y en el buen funcionamiento de los nervios.
La dosis es de 30 mg.

Vitamina B-2
Mantiene la integridad de las mucosas y su carencia produce dermatosis, boqueras, seborrea y problemas en la vista.
La dosis es de 10 mg.

Ácido nicotínico
Es un potente antioxidante que protege del envejecimiento. Su carencia produce la enfermedad Pelagra, la cual se caracteriza por dermatosis, boqueras y depresiones.
La dosis es de 100 mg.

Vitamina B-6
Interviene en el metabolismo de los ácidos grasos esenciales y del nitrógeno. Su carencia produce lesiones seborreicas, anemias y afecciones nerviosas.
La dosis es de 25 mg.

Ácido fólico
Imprescindible para la maduración de los glóbulos rojos. Con este nutriente evitaremos la palidez cutánea.
La dosis es de 1 mg.

Biotina
Interviene en el metabolismo de los ácidos grasos esenciales y su carencia provoca dermatitis, afecciones seborreicas y problemas en los labios.
La dosis es de 150 mcg.

Vitamina B-12
Necesaria para la maduración de los glóbulos rojos. Su carencia provoca anemia perniciosa y piel pálida.
La dosis es de 1 mg.

Vitamina C

Necesaria para el sistema defensivo, coagulación, circulación, cicatrización y formación del colágeno. Su carencia se nota especialmente en las encías y dientes.

La dosis es de 200 mg.

Ácidos grasos esenciales

Son imprescindibles para mantener la integridad de la pared celular, el sistema nervioso y la belleza de la piel. Su carencia provoca dermatosis, arrugas, carencia de lágrimas y posteriormente numerosas alteraciones más graves.

La dosis es de 10 gramos al día.

EL AGUA

El que algo tan asequible, barato y sin olor, sabor o color, como es el agua, sea después del aire el elemento más necesario para la vida no extraña a nadie, pero si al mismo tiempo decimos que el agua es la mejor crema de belleza y el mejor hidratante cutáneo de todos los conocidos, más de uno puede pensar que exageramos.

El contenido de agua del cuerpo de un adulto oscila entre el 55 y el 65%, teniendo las mujeres un 10% menos, cantidad que sustituyen, involuntariamente, por grasa subcutánea. De ahí que la carencia de agua en el organismo de la mujer sea más notoria que en el varón, dadas sus menores reservas.

Dos tercios del agua disponible está dentro de las células y un tercio fuera, y de esta una cuarta parte se encuentra en el plasma. Para regular los líquidos orgánicos tenemos en primer lugar la manifestación de la sed, no siempre fiable, y la elaboración de la hormona antidiurética elaborada por la hipófisis, estando ambas dependientes de la cantidad de agua que existe dentro de nuestro cuerpo.

En caso de déficit la primera respuesta orgánica es aumentar la producción de la hormona antidiurética, la cual impide que el líquido restante pueda excretarse. Esta producción hormonal fisiológica y adaptada a nuestras necesidades, puede verse aumentada de manera incorrecta por la administración de fármacos como los barbitúricos, o en situaciones de estrés físico o psíquico.

Las necesidades diarias son cubiertas, o deberían ser cubiertas, por la ingesta de agua pura, sin más añadidos, aunque también se suelen aportar entre 200 y 300 ml diarios a través de los alimentos. La eliminación se hace por vía renal principalmente, aunque también existe una pérdida de 0,5 ml por kilo de peso a través de la sudoración normal, siendo la media diaria de unos 700 ml en un adulto. Cuando hay fiebre se suelen eliminar unos 60 ml por grado de temperatura aumentado. Otras pérdidas importantes se dan en casos de vómitos, diarreas y sudoración excesiva por calor o ejercicio físico, constituyendo un peligro para la vida sino se reponen los líquidos perdidos con rapidez y eficacia. En estos casos, la vía digestiva no siempre es la más recomendable e incluso puede que sea totalmente ineficaz.

La sal

Considerada injustamente como un enemigo de la salud, la sal llega a ser tan importante para la hidratación corporal como el agua, debiendo existir un equilibrio perfecto entre la ingestión de agua y su eliminación.

Un exceso de sal puede provocar una retención inadecuada de líquidos y declararse edemas o hipertensión, mientras que una carencia produciría deshidratación e hipotensión, entre otras anomalías.

Para tranquilidad de las personas que no sepan cuál es la cantidad correcta de sal diaria, deberemos insistir en que en una persona normal, sana, no existen problemas por la ingestión de sal ya que los riñones se encargarán de retener o eliminar la necesaria. Solamente en aquellos casos en los que la función renal está alterada, pueden existir problemas.

Normalmente, cuando una persona pierde cantidades altas de agua también lo hace de sal, lo que implica una serie añadida de trastornos corporales que pueden llegar a ser graves. Por tanto y a modo de resumen, estos son los mecanismos e influencias de la sal y el agua:

La carencia de sal en la alimentación puede provocar deshidratación, malas digestiones o hipotensión arterial, entre otros trastornos.

La deshidratación celular producirá invariablemente pérdida de agua en la piel y con ellos la aparición de las arrugas. En la medida en que el problema sea más antiguo, las posibilidades de recuperación serán mejores.

No hay mejor crema hidratante que beber suficiente agua todos los días.

El agua no se puede sustituir por zumos ni mucho menos por bebidas alcohólicas.

El alcohol produce una gran deshidratación al necesitarse grandes cantidades de líquido para su metabolización. Este líquido es extraído de nuestro organismo.

El agua no engorda, más bien adelgaza, ya que se necesita para apagar la combustión interna una vez finalizado el proceso metabólico. En el supuesto de que no exista suficiente agua en nuestro interior, los alimentos no pueden combustionarse adecuadamente y se quedarán en reserva en el tejido adiposo.

No hay que fiarse de la sed como mecanismo para saber si necesitamos o no agua, ya que no siempre responde adecuadamente. Este defecto es especialmente grave en niños pequeños y ancianos, los cuales pueden acusar deshidratación sin saberlo y sin sentir sed.

Los alimentos muy espesos, las grasas y los platos calientes aumentan sensiblemente la cantidad de agua que necesitamos.

Pueden existir grandes pérdidas de agua y sal por vómitos, diarreas o sudoración. En verano se dan casos frecuentes en que se pierde agua por los tres mecanismos al mismo tiempo, por lo que se hace imprescindible el ingreso en un centro hospitalario para cubrir el déficit. Un niño pequeño o un anciano se pueden deshidratar en pocos menos de 24 horas.

Otras causas de pérdidas combinadas de sal y agua son la insuficiencia renal, pielonefritis, la nefritis, tratamiento con diuréticos, la diabetes, el aumento de la glucosa en orina o anomalías de las glándulas suprarrenales.

Simplemente, aumentando la cantidad de sal marina en las comidas o al menos no disminuyéndola, se puede conseguir una hidratación corporal idónea.

En ciertas enfermedades, como la insuficiencia cardiaca, la cirrosis o la nefrosis, el riñón retiene mucha sal por lo que se hace necesario suprimir la ingesta en los alimentos.

En otras enfermedades como la insuficiencia renal o la toma de ciertos medicamentos, puede ser necesario reducir la toma de agua, ya que puede producirse un déficit de sal.

CAPÍTULO
4. Tratamiento de las arrugas

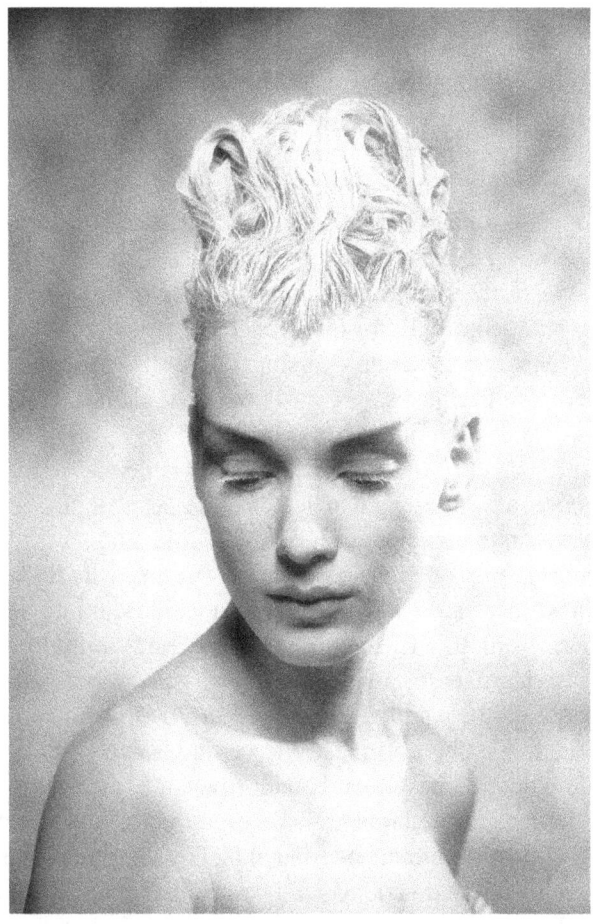

La lucha contra las arrugas es, no nos engañemos, una lucha perdida de antemano ya que, hagamos lo que hagamos, nuestro cutis terminará surcado por eso que los poetas llaman "los senderos de la vida". Nuestro consuelo es que solamente aquellas personas que han conseguido vivir largos años pueden llegar a contar con el privilegio de tener arrugas, ya que los otros se han quedado en el camino.

Pero entre aceptar nuestro destino y resignarse a él hay un abismo, ya que mientras hay quien parece tratar de envejecer rápidamente, maltratando y no cuidando su cuerpo, otros lo miman con esmero porque saben que es lo único que en verdad les pertenece.

Nada reprobable hay en cuidarse, ni en tratar de que los años no se reflejen negativamente en nuestro rostro, salvo que esa obsesión se convierta en un dolor cada vez que vemos una arruga nueva en nuestra piel. Ni la vejez es algo de que avergonzarse -más bien hay que presumir de haber llegado a ella- ni la juventud es ese bien preciado que se suele decir. Cada etapa de la vida tiene su encanto y sus inconvenientes; cada cual es bello según su espíritu y carácter, ocupando la belleza de la piel solamente un aspecto externo que no debiera preocuparnos tanto. Siempre encontraremos una persona de nuestra misma edad que nos encuentre hermosos aunque la piel esté llena de numerosas arrugas. Es cuestión de buscar.

Y ahora, antes de explicar la causa de las arrugas y su tratamiento, hay que mencionar un dato que quizá no ha sido tenido en cuenta: la piel que más se llena de arrugas es la de la cara y las manos, justo aquella que ha permanecido durante años a la intemperie y al sol. El resto del cuerpo está normalmente sin arrugas, quizá flácido, pero libre de ese aspecto rugoso que nos preocupa. Así que para los que aún están a tiempo un consejo: no se expongan al sol en los meses de verano, salvo para lograr ese pequeño placer de pasear en bañador por una playa. El sol es el mayor depredador de la piel, el enemigo que bajo ese calor confortable que proporciona nos roba el agua y las grasas que protegen la piel, generando además radicales libres que dañan nuestra salud.

He aquí algunos consejos para evitar arrugas prematuras:

No se exponga al sol estando quieto durante más de diez minutos al día.

Protéjase la cara y las manos también del frío intenso.

No utilice habitualmente jabón para lavarse la cara. El agua fría o un cosmético adecuado, son sus mejores aliados.

Beba abundante agua todos los días, especialmente en los meses de calor.

Duerma al menos ocho horas diarias.

Practique ejercicios de relajación de vez en cuando.

La gimnasia agotadora genera con el tiempo muchas arrugas por deshidratación. Practique con moderación.

Los deportes al aire libre son perjudiciales para la piel.

Los baños de agua caliente prolongados deshidratan la piel por ósmosis.

No emplee colonia en la cara.

Procure no hacer muecas continuadas ni gesticular excesivamente con la cara (Ya sabe, las arrugas de expresión). Mírese en un espejo cuando habla o grita y observará dónde se le están formando las arrugas.

Coma abundante frutas y verduras, evitando las carnes procedentes de mamíferos.

No beba alcohol, es un potente deshidratante del organismo.

Los regímenes de adelgazamiento bruscos siempre son perjudiciales para la piel y a veces para la salud. Si tiene que adelgazar hágalo lentamente, empleando sistemas y productos naturales, pero no más de dos kilos por mes y sin pasar hambre. Un ligero sobrepeso suele eliminar arrugas, mientras que un adelgazamiento brusco las provoca. Usted debe calibrar si es más importante tener arrugas o cinco kilos de más.

Por último, un consejo: si alguien le critica sus arrugas, cambie de amiga, no de cosmético.

Las arrugas se forman por alteraciones de las capas profundas de la piel, las cuales pierden vitalidad, no pueden retener agua ni absorber nutrientes, lo que genera como efecto secundario principal la pérdida de la elasticidad y de tono. Al no poder sostener ya a la epidermis, ésta se arruga.

La dificultad para el riego sanguíneo en esta zona alterada produce una disminución en el aporte del oxígeno, con lo cual la piel pierde espesor, se vuelve frágil (la piel de los ancianos es sumamente sensible al roce), mientras que las células que deben retener el agua carecen también de esa propiedad al no poder hincharse para acumular líquido.

Las causas de este proceso imparable son por supuesto fisiológicas, consecuencia de nuestro destino de mortales, pero el deterioro cutáneo mayor nos lo producimos nosotros mismos, día a día, con nuestra inconsciencia. Después, cuando el mal ya es bien visible, la mayoría de las personas quieren dar marcha atrás, pero para lograrlo se necesita paciencia y dinero. Por ello, la belleza hay que cuidarla desde que nacemos y, de manera especial, a partir de los treinta años.

INFLUENCIA DEL SOL EN LA PIEL

La humanidad no acaba de encontrar su punto medio y pasa del todo al nada continuamente. A principios de siglo las playas eran apenas unos lugares de meditación, de pesca o de dominio militar, pero poco se sabía de las virtudes de meterse en sus aguas una cálida mañana de verano.

Por aquellos años el moreno de la piel no era nada deseado y se buscaba deliberadamente tener una piel blanca, casi enfermiza, ya que se consideraba que era un síntoma de buena posición social. Solamente aquellas personas que trabajaban duramente en el campo o en la construcción poseían un moreno intenso en su piel, estigma que les acompañaba ya donde quiera que fueran. Tener un color bronceado de piel era pues una señal de pobreza económica, mientras que aquellos que estaban inmaculadamente blancos era porque no necesitaban trabajar en esas labores tan "desagradables". La obsesión por la blancura fue tal que las damas de entonces se ponían en su piel harina de arroz, al igual que lo hacían las geishas japonesas, para tapar así cualquier atisbo de bronceado que pudiera delatar que habían trabajado alguna vez en su vida.

Pero como todo cambia, un día descubrieron que estar en la playa, en bañador, no era nada desagradable, y la gente empezó a acudir ya sin pudor a las playas, aunque eso sí, con un enorme bañador que la tapaba casi todo el cuerpo, más un gorrito para cubrirse la cabeza. Por si fuera poco y para evitar que algún rayo de sol perdido les incidiera en su piel, se paseaban satisfechas por la arena portando una descomunal sombrilla.

Y así fueron avanzando los años hasta que desaparecieron los gorritos, los bañadores se hicieron más pequeños cada vez y las sombrillas se utilizaron solamente para las horas de calor más agobiante. Habían descubierto el bronceado. Lo demás ya lo sabemos: disminuyeron de tamaño los bañadores en relación inversa a la exposición al sol, se impuso el bikini, el tanga y el monokini, hasta llegar al desnudo integral en aquellas personas que elegían sin problemas las playas nudistas. Los médicos "habían descubierto" las virtudes del sol, decían que era imprescindible para evitar el raquitismo de los niños y que portar un profundo bronceado era síntoma ya de buena salud. Detrás podía quedar alguna que otra insolación, quemaduras y hasta ampollas por pasarse de tiempo en la tostadora playera.

Pero ahora alguien nos alerta de los enormes peligros del sol y nos dice que de no poner remedio el cáncer de piel será la enfermedad más extendida entre los occidentales dentro de unos años. El sol, ese bendito astro que hasta hace poco era un benefactor, es ahora el culpable de las arrugas y del temible cáncer cutáneo. Hemos pasado de emplear un protector solar del número 3 a otros del 30 y hasta hay quien dice que se deberían utilizar solamente los del número 50, y eso con una exposición no superior a una hora.

EL CONTROVERTIDO SOL

La longitud de onda de las radiaciones solares oscila entre los 290 a 1.859 nanómetros o los 2.900 a 18.500 ángstrom, dependiendo esencialmente del clima y la estación del año. En la medi-

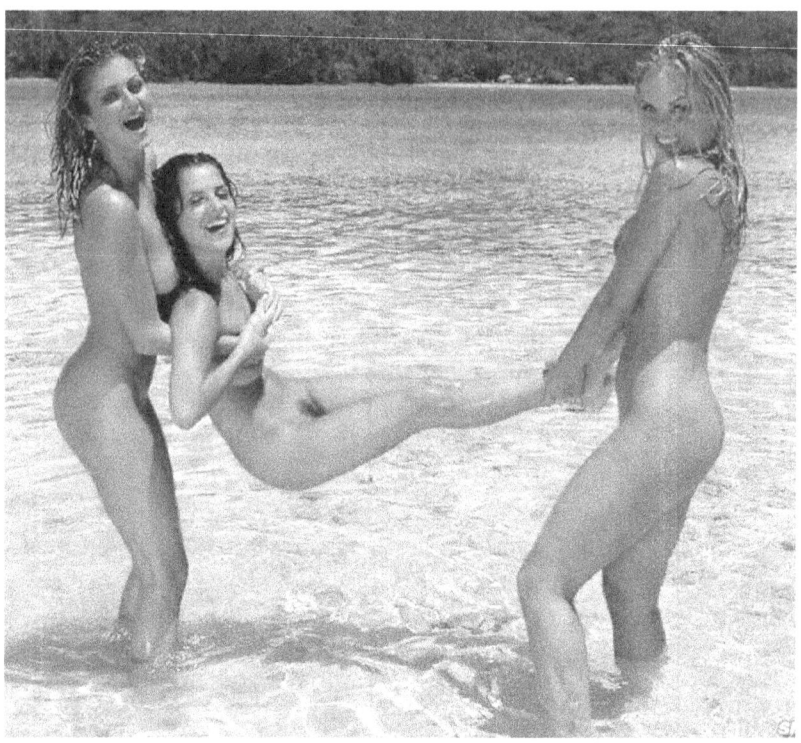

da en que la longitud de onda sea más pequeña así será la posibilidad de quemarnos y si no fuera por la polución atmosférica y los cristales de nuestras viviendas, incluso nos podríamos broncear en invierno. Las nubes retienen algo de las radiaciones solares, aunque no tanto como para evitar la posibilidad de quemaduras incluso durante una mañana de verano lluviosa. Esto es especialmente serio en la montaña, ya que mucha gente piensa que la niebla que oculta el sol o una espesa lluvia les previene contra la insolación a altas altitudes, cuando no es así, como tampoco lo es cuando está nevando. La nieve, la arena y el agua del mar o las piscinas actúan como espejos que reflejan hacia nosotros los rayos solares, por lo que se debe tener mucha precaución cuando estamos en la playa incluso debajo de las sombrillas.

Nuestro organismo, sin embargo, no está indefenso ante los rayos del sol y se defiende espesando la epidermis y estimulando a los melanocitos para que produzca más melanina, lo que evita las mayores complicaciones. Pero no nos engañemos, ya que incluso con un fuerte bronceado nos podemos quemar igualmente si no actuamos con prudencia.

Hay enfermedades que provocan alteraciones en la producción de melanina, como el vitíligo o los albinos, los cuales deben guardar precauciones extras contra la luz del sol directa. Otras personas, como los pelirrojos, se pigmentan de manera desigual y suelen tener una gran cantidad de pecas después del verano, mientras que las personas rubias son también muy sensibles a los rayos ultravioleta.

LOS EFECTOS PERJUDICIALES

Resulta curioso que algo que se hace para mejorar la belleza de la piel pueda ser la causa de su envejecimiento rápido. Mientras que en los meses de verano la obsesión por el bronceado es casi universal y pocas son las personas prudentes que mantienen al sol a distancia, la creencia de que ese aspecto oscurecido de la piel embellece es también algo aceptado y aún hoy, cuando los peligros del sol son bien conocidos por todos, las playas están abarrotadas de personas tumbadas boca abajo ahora, boca arriba después, para lograr en pocos días el envidiado color moreno.

Pero ya está demostrado que el primer efecto perjudicial del sol es que envejece la piel y este envejecimiento será más intenso en la misma medida en que lo es la edad de la persona. Un niño puede soportar mejor la exposición al sol que una persona de 40 años, de la misma manera que lo soporta mejor un joven de 15 que uno de 50 años. Ello se explica por la capacidad regenerativa que tiene la piel en las personas jóvenes, mucho más intensa y acelerada que en los mayores, aunque ello no quiere decir que el daño interno, las lesiones que no vemos, no se manifiesten muchos años después en forma de cáncer. La piel de las mujeres es mucho más sensible a los rayos solares que la de los hombres.

Después de muchos años de playa los efectos perjudiciales se pueden comparar a los de la radioterapia y pueden aparecer lesiones precancerosas, especialmente en personas rubias o pelirrojas. La piel se vuelve áspera, queratinosa, y el color se torna gris, alejando ya de ese color idílico de años atrás. Lo que hay que insistir mucho en estas enfermedades cutáneas producidas por el sol es que se gestan en la niñez y la adolescencia, cuando la inconsciencia es muy alta y no se valora el daño que aparecerá años más tarde.

También están incluidos en este grupo de alto riego los trabajadores del campo, de la construcción, los marineros, los deportistas y, con mayor motivo, los amantes del nudismo. El precio del excesivo sol es siempre unas arrugas incipientes y quizá un melanoma.

TRATAMIENTO DE LAS QUEMADURAS SOLARES

Lo más importante es la prevención y para ello hay que evitar exponerse al sol durante las horas del mediodía. Los primeros días, incluso aquellas personas de piel morena, no deberían exponerse más de media hora de manera continuada, debiendo alternar continuamente la estancia en la sombra con el sol y el movimiento. Es importante recordar que el hecho de estar dentro del agua del mar no protege de las radiaciones solares e incluso se amplifican por los numerosos reflejos que produce el agua.

Las mejores horas para iniciar la estancia en las playas son antes de las diez de la mañana y después de las cuatro de la tarde. Ello es debido a que en esas horas las ondas que producen quemaduras suelen filtrarse al llegar a la atmósfera. Un dato curioso, con respecto a la insolación en invierno, es que se produce con mayor intensidad en los días nublados, especialmente si estamos en la alta montaña, pasando totalmente desapercibida esta acción del sol por cuanto no hay calor. Este efecto se intensifica aún más si existe nieve, ya que ambos fenómenos logran producir quemaduras graves en la cara e incluso ceguera.

Para prevenir las quemaduras se ha utilizado ampliamente el **PABA** (ácido paraaminobenzoico), el cual se debe aplicar 30 minutos antes de exponerse al sol y volverse a emplear cada vez que salimos del agua o también si sudamos mucho. Aunque el producto es muy eficaz e incluso tiene una interesante acción contra los hongos, se han registrado numerosos casos de alergia, por lo que hay que realizar unas pequeñas pruebas cutáneas de sensibilidad. Actualmente lo incorporan una gran cantidad de protectores o bloqueadores solares.

Otros protectores cutáneos eficaces son los que se elaboran con **benzofenona**, óxido de zinc o dióxido de titanio, los cuales bloquean las radiaciones impidiendo que incidan sobre la piel. Para proteger la piel por vía interna se utiliza la hidroxicloroquina y los **psoralenos**, aunque deben emplearse bajo exclusivo control médico.

Una vez declarada la quemadura, es imperativo no exponerse al sol hasta que las lesiones no estén totalmente curadas y mantener la hidratación con abundante agua e incluso durante las primeras horas con una solución hipertónica. En el comercio existen ya fórmulas adecuadas en forma de refrescos que podemos adquirir en los bares o supermercados. Los tratamientos más recomendados para los casos leves son las compresas de agua fría, aunque es recomendable añadirle **Caléndula**, Malva y Própolis, este último por su gran acción analgésica y cicatrizante, además de antiinfecciosa. Posteriormente, la Equinácea es la hierba de elección para la curación total.

Si queremos evitar en lo posible la aparición de las arrugas, durante un mes antes de exponernos al sol y quince días después del verano, es muy conveniente tomar suplementos de vitamina A o **carotenos**, los cuales favorecen el bronceado y protegen a la piel del sol.

La remolacha, las zanahorias, los tomates y el apio, contienen sustancias que intensifican el bronceado y que pueden tomarse durante todo el verano. Nos aportarán también antioxidantes y evitarán en parte la acción nefasta de los rayos ultravioleta.

OTRAS RECOMENDACIONES

Existen determinadas sustancias, naturales o químicas, cuya capacidad fotosensible hace que exponerse al sol después de haberlas ingerido puede producir una reacción perjudicial muy intensa. Entre los más conocidos tenemos a los medicamentos a base de tetraciclina (un antibiótico), las sulfamidas (un bactericida), la griseofulvina (para el tratamiento de los hongos), así como otros que reaccionan al ser aplicados en la piel como es el caso de jabones o cosméticos que contengan sulfamidas, brea, o salicitatos. Entre las plantas medicinales están la Bergamota, empleada como perfume pero que acelera el bronceado intensamente, siendo fotosensibles el Hipericón o el Perejil.

Hay que tener en cuenta también el efecto perjudicial que los rayos del sol pueden hacer sobre una quemadura, incluso aunque vayamos vestidos. La ropa de verano normalmente es muy poco tupida y deja pasar todavía ciertas radiaciones, por lo que una persona con quemaduras puede ver agravado su mal sino se cubre correctamente. En este sentido deberíamos aprender de los beduinos del desierto, los cuales se cubren todo el cuerpo con ropas de algodón para así evitar la acción de los rayos solares y crear un microclima en su interior a base de utilizar ropas muy amplias, nunca ceñidas. Si hemos tenido la desgracia de quemarnos deberemos emplear ropas largas que nos tapen casi todo el cuerpo, muy holgadas y bastante tupidas, por supuesto de algodón, nunca de fibras artificiales.

CAPÍTULO
5. La gimnasia cutánea

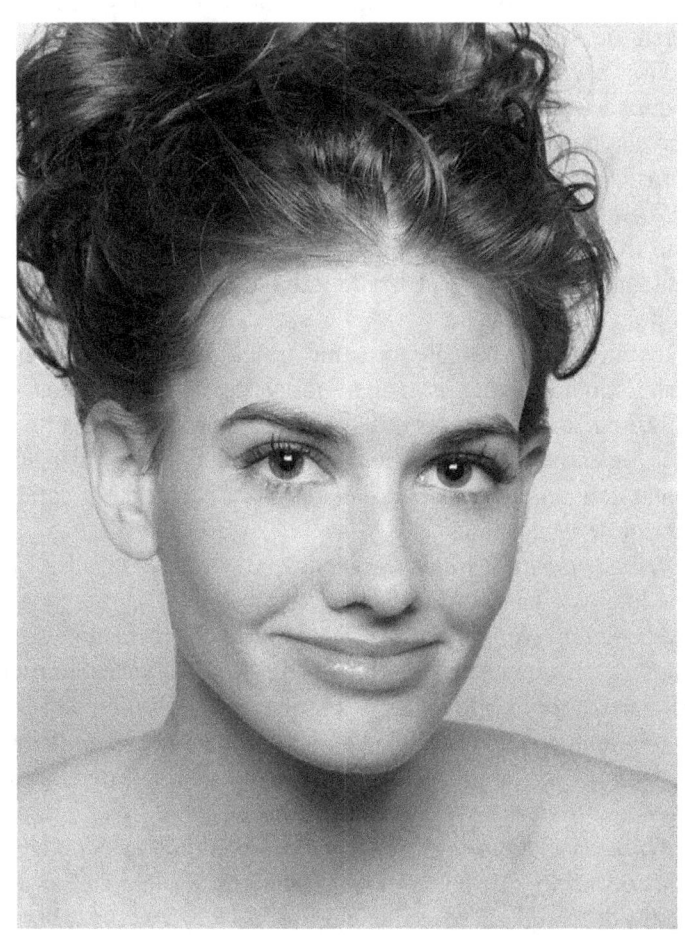

Hemos admitido que para mantener el cuerpo sano y fuerte es necesario un mínimo de ejercicio diario e incluso realizar una tabla de gimnasia adecuada. La piel no es diferente al resto del cuerpo ya que también posee una serie de músculos que necesitan movimiento.

Estos son los músculos que mueven toda nuestra cara:

Músculo frontal: de forma cuadrangular, mueve la frente, origen de las primeras arrugas irreversibles. Instintivamente solemos formar esos surcos tan profundos cuando pensamos, estamos tristes o algo nos causa asombro. No se trata de dejar de expresar nuestras emociones, pero sería conveniente relajar y estirar la frente casi diariamente.

Músculo piramidal: comienza en la frente y termina en la parte frontal de la nariz. Con él fruncimos el ceño y afortunadamente no es demasiado utilizado, salvo cuando efectuamos pruebas de olor.

Instintivamente efectuamos un masaje cuando nos duele la cabeza. Lo movilizamos cuando nos sentimos amenazados.

Músculos orbiculares de los párpados: tienen forma de anillo y lógicamente mueven los párpados, aunque también intervienen activamente en la expresión de la risa y en la salida al exterior de las lágrimas.

Transverso de la nariz: consigue que se mueva la nariz y está situado en los laterales de ésta.

Músculos cigomáticos: partiendo de la comisura de los labios determinan el alargamiento de la boca, su estiramiento hacia arriba y por ello se les denominan los músculos de la risa. Los cigomáticos menores ejercen una acción opuesta al llevar la comisura de los labios hacia abajo y expresan las situaciones de disgusto o tristeza.

Músculo orbicular de los labios: rodea toda la boca con su forma de anillo y tienen como misión cerrar los labios. Expresan nuestro deseo de guardar silencio.

Músculos triangulares: comienzan en la parte inferior de la comisura de los labios y terminan en el mentón. Expresan desprecio, malestar, risa forzada y reflexión agresiva.

Músculos risorios: se contraen sobre el labio y provocan el alargamiento de la hendidura bucal y su curvatura hacia arriba.

Músculos auriculares: se dividen en anterior, posterior y superior, estando muy poco desarrollados en el hombre, ya que su misión es mover las orejas.

Músculo transversal: logra mover parcialmente la parte móvil de la nariz.

Músculos buccinadores: son los músculos de las mejillas y que llegan hasta la mandíbula. Arrastran hacia atrás los ángulos de la boca, alargan su pliegue y acercan los labios. Se emplean para soplar, silbar, besar, tocar instrumentos musicales o expulsar el aire de un cigarrillo.

Músculos cuadrados labiales: el superior eleva el labio y proporciona la expresión de disgusto, deja inmóviles los ángulos de la boca y dilata las narices cuando queremos oler. El inferior estira el labio hacia delante y podemos chupar o poner morros. También interviene en el acto de besar.

Músculos caninos: que se mueven cuando queremos expresar agresividad y que partiendo de la boca ascienden hacia arriba.

Músculos maseteros: están situados en las mejillas e intervienen en los movimientos de las mandíbulas, no solamente para masticar sino cuando queremos proyectarla hacia delante. Trabajan en unión a los músculos del cuello.

Uso excesivo

Un músculo de la cara, al igual que cualquier del cuerpo, puede alterarse por alguna de estas cuestiones:

Por exceso de uso

En este sentido son los músculos de la masticación, junto con los de los labios, los más solicitados. Los que mueven las mandíbulas son potentes y aguantan estoicamente docenas de años funcionando sin desfallecer, mientras que los de los labios, bastante menos fuertes y además más superficiales, se deterioran pronto no solamente por el uso, sino también por la acción del sol, el agua y el viento. Masticar chicle habitualmente hipertrofiará la mandíbula, y formará poco a poco arrugas de difícil solución. También es la causa de no pocos dolores de oído y de cabeza.

Otros músculos ampliamente solicitados sin descanso, salvo las ocho horas habituales del sueño, son los de los párpados, tan sumamente pequeños que su movimiento apenas es percibido por la persona. Pero este continuo abrir y cerrar genera un desgaste excesivo, lo que se traduce en las "patas de gallo".

Por falta de uso

Con el paso de los años nuestro rostro se vuelve monótono, empleamos casi el mismo lenguaje durante toda nuestra vida, gesticulamos de manera similar, miramos y sonreímos a nuestro modo particular, al mismo tiempo que comenzamos ya desde niños unos vicios en la expresión que nos dan nuestras características personales. Este uso tan monótono hace que mientras que trabajamos unos músculos en demasía, otros los atrofiamos por falta de uso

Hay personas que apenas sonríen, otros que no arquean las cejas y algunos que ni siquiera se acarician su propia cara varias veces al día. Ello conlleva a una atrofia que termina por dejar esa parte de la piel tan sensible que cualquier problema, externo o interno, la puede afectar.

Por falta de elasticidad

Si no forzamos de vez en cuando nuestras expresiones, como debiera ocurrir cuando bostezamos fuertemente al levantarnos, y si no reímos con fuerza o abrimos los ojos al máximo en señal de asombro, esos músculos involucrados se hacen más pequeños y por tanto con arrugas.

EL MASAJE COTIDIANO

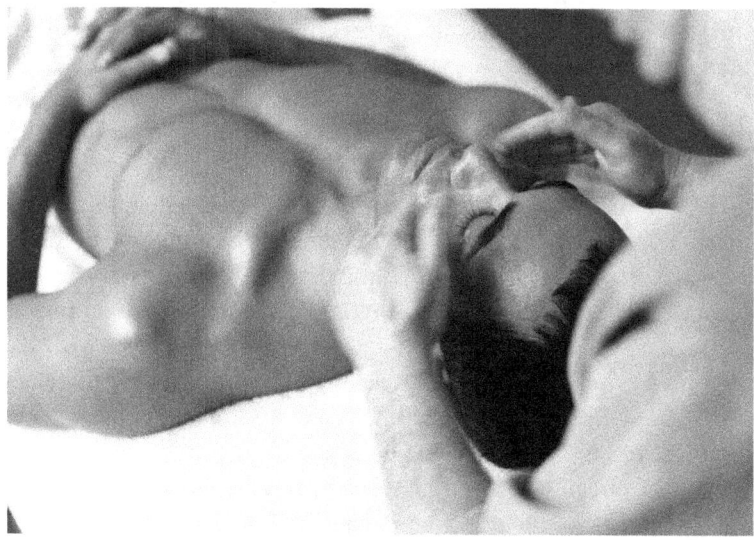

Ya hemos visto cómo los músculos de la cara no son diferentes a los del resto del cuerpo y que por tanto requieren los mismos cuidados, aunque hasta hoy es posible que nadie se lo haya indicado así. Incluso en los gimnasios los instructores se concentran en todo el cuerpo, salvo en la cara, por algún motivo desconocido, ya que el deterioro físico se nota allí en primer lugar.

Al igual que cuando efectuamos un masaje en el cuerpo, en la cara podemos emplear también las diferentes variantes, entre ellas: el amasado, la percusión, el desplazamiento y, el más importante, la caricia, aunque esto último solemos pedirlo con mucha frecuencia para que nos lo hagan cotidiana y gratuitamente. Lo más importante es realizar el masaje en la misma dirección del músculo, evitando los movimientos transversales salvo que se encuentren agarrotados.

Éstas son las direcciones para cada músculo:

Músculo frontal: situado en la frente el movimiento debe hacerse de abajo arriba o viceversa. Se comienza en las cejas y se termina donde nace el cabello.

Músculo temporal: situado en las sienes, comienza en la cada lateral de los ojos, ascendiendo hasta los cabellos. Hay que resistir la tentación de hacer movimientos circulares en ellos, como habitualmente se hace cuando nos duele la cabeza.

Músculo orbicular de los párpados: rodea todo el ojo y por tanto el movimiento tiene que ser de forma circular, lentamente y sin apretar.

Piramidal de la nariz: es el músculo de la parte superior de la nariz, el cual sigue una línea descendente para unirse al transversal y al dilatador. Mientras que éstos dos últimos son transversales, el primero está situado longitudinalmente por lo que el masaje no debe realizarse de una sola vez.

Auricular anterior: comienzan casi en las denominadas "patas de gallo" y siguen una línea casi recta hasta las orejas. Por tanto el masaje debe hacerse en ese mismo sentido y nunca de forma ascendente.

Cigomático mayor: comienzan en las alas de la nariz y siguen una línea ascendente por la cara hasta llegar al auricular anterior. Su masaje corrige la flacidez de los pómulos. Un poco más arriba está el cigomático menor, menos importante estéticamente que el mayor.

Risorio: nace en la comisura de los labios y sigue horizontalmente un corto trayecto. Es uno de los causantes de las arrugas en esa zona de los labios.

Elevador común: situado a ambos lados de la nariz, la recorren desde el labio inferior hasta unirse con el piramidal. El masaje se efectúa normalmente con ambos dedos índice recorriendo el lateral de la nariz.

Triangular de los labios: comienza en la comisura de los labios y baja recto hasta los maxilares inferiores. Suele atrofiarse con facilidad.

Orbicular de los labios: dan la forma correcta a los labios y el masaje debe efectuarse de forma circular.

Borla del mentón: también suele atrofiarse con facilidad. Como su nombre indica es el músculo del mentón y su forma es semicircular.

NORMAS PARA UN MASAJE DE CARA CORRECTO

Como pauta general, el masaje siempre hay que realizarlo de dentro afuera.

No hay que apretar demasiado.

No realizar círculos.

Las cremas, tanto nutritivas como reafirmantes, en pequeñas dosis y mejor siempre pecar por defecto que por exceso.

Emplear preferentemente la yema de los dedos.

Cuando la zona a tratar sea amplia y queramos insistir en una arruga determinada, es necesario sujetar con una mano el principio de la zona a tratar y con la otra efectuar la manipulación. De esta manera estiramos la piel y facilitamos la penetración de los principios activos en zonas profundas.

Las arrugas importantes hay que hacerlas desaparecer momentáneamente mediante el estiramiento de la piel y aplicar entonces el cosmético. Esto es especialmente importante en las "patas de gallo", pero en este caso conviene abrir las arrugas arriba y abajo y aplicar la crema.

Una vez finalizada la aplicación del cosmético se puede hacer un pequeño picado de la piel tratada, terminando con la recogida del excedente mediante un algodón.

OTRAS MODALIDADES

El *masaje de caricias,* especialmente si nos lo hace nuestra pareja, es muy confortable por la unión del efecto emocional al físico, por lo que lo recomendamos en primer lugar. La manipulación debe ser superficial, sin apenas roce y se emplea como base cremas hidratantes o lociones. Suponen, por el efecto psicológico, un estímulo adicional para la piel ya que se produce una mayor secreción de hormonas, una mejor circulación sanguínea y una relajación total al ser impartido el masaje por una persona conocida y por la que sentimos afecto. Ninguna comparación por tanto con los masajes de un profesional.

El *masaje de amasamiento* se emplea cuando pretendemos que la grasa utilizada penetre en zonas más profundas y también cuando la zona a tratar está especialmente tensa y agarrotada, quizá por estrés o por atrofia. Solamente se debe aplicar en zonas con músculos, como pueden ser las mejillas o el cuello y nunca cuando la piel está casi en contacto con el hueso, como es el caso de la nariz o la frente.

El *masaje de deslizamiento* es adecuado para dar nuevos movimientos a la piel, liberando las capas exteriores de las interiores, lo que facilita en muchas ocasiones incluso la penetración del cosmético. Se aplica en la frente y sienes, e incluso puede realizarse con cuidado en la comisura de los ojos.

El *pinzamiento* se emplea en zonas de la cara sin músculo y que necesitan una liberación en su capa interna. La nariz, especialmente sus zonas laterales, así como las cejas, son los lugares de aplicación más frecuentes. Otra zona también agradecida a este estímulo son los pómulos, los cuales ganan color casi inmediatamente por el aumento del aporte sanguíneo. Forman parte del termostato corporal y de la misma manera que expulsan calor a través de ellos cuando es necesario, también lo retienen si nuestra temperatura es demasiado baja. Por este motivo, si normalmente están calientes se emplearán lociones refrescantes, mientras que si están fríos las cremas grasas que retienen calor son lo más adecuado.

La técnica del *golpeado* es bastante enérgica y aunque en apariencia no parece un masaje puede tener los mismos efectos. Su utilidad radica en el enérgico aporte sanguíneo que se efectúa mediante este golpeteo, el cual además dilata los pequeños capilares superficiales, dejándolos en condiciones óptimas para que absorban sustancias que de otra manera permanecerían en la superficie. Por ello, esta técnica es siempre preparatoria y nunca finalizante de un masaje. No obstante, y como toda regla tiene su excepción, se puede aplicar cuando empleamos una loción alcohólica, la cual no aconseja ningún tipo de masaje ya que el afecto irritante puede ser intenso. Unos pequeños cachetes conseguirán facilitar la penetración del producto, sin que tengamos que rozar la piel. Como todos sabemos, las mejillas son el lugar normalmente elegido para ello y también la "papada", lugares que en ocasiones agradecen esta ligera tortura.

Por último y gozando de gran popularidad, tenemos al *masaje vibratorio*, el cual se suele aplicar con pequeños aparatos especiales, mecánicos o eléctricos, y que contribuyen a una poderosa vigorización de toda la piel y músculos. No apto para pieles enfermas o castigadas por cosméticos, es no obstante una ayuda para sacar del sopor a cutis tan desvitalizados que solamente podrían reaccionar con estas técnicas. Son efectivos en zonas musculares amplias, aunque en ocasiones se pueden emplear en lugares acartonados y con cicatrices, ya que con ello se pretende revitalizar un tejido que parecía irrecuperable.

MASCARILLAS DE BELLEZA

Son una alternativa extraordinaria al tratamiento diario basándose en cremas y lociones, aportando una serie de ventajas que deben ser tenidas en cuenta. En su contra solamente una desventaja: requieren tiempo de preparación y también de permanencia en la piel; por ello solamente son recomendables en días de descanso o administradas en una clínica especializada.

Las mascarillas permiten la permanencia durante muchos minutos de los principios activos, en contacto pleno con la piel, al mismo tiempo que evitan que se puedan evaporar. No necesitan conservadores, ni colorantes y ni siquiera vehículos para su absorción, pudiéndose preparar a partir de sustancias naturales, hierbas o alimentos, y se pueden tratar prácticamente todos los problemas de la piel.

Estas son algunas de las mascarillas más empleadas:

Limpiadoras

Se emplea básicamente la arcilla, blanca, roja o verde, a la cual se suelen añadir sustancias que puedan emulsionar las grasas. La acción terapéutica de esta tierra es bastante compleja, ya que por un lado absorbe las sustancias del interior de la piel, las dispersa a través de la mascarilla, para posteriormente nutrir a la epidermis con sus sales minerales. Tiene un especial interés para problemas serios de piel como forúnculos, granos, acné y seborrea, proporcionando además un efecto depurativo que se mantiene bastantes días ya que su acción es muy profunda.

Con respecto a otras mascarillas en forma de crema, la arcilla permite la oxigenación de la piel y además admite cualquier mezcla con ella y con diversos productos entre sí, incluso los que en apariencia no son compatibles. Se le puede añadir agua, aceites, ungüentos, infusiones de plantas medicinales, polvos químicos, medicamentos, aromas y cualquier otro componente.

La preparación es muy sencilla:

Se coge la arcilla en polvo que se adquirirá en un herbolario para tener garantía de pureza, y se mezcla con los productos medicinales que necesitemos. Si empleamos una base de aceite la arcilla no se endurecerá ni secará, por lo que puede permanecer activa en la piel durante horas. Si la base es líquida, bien sea simplemente agua o una infusión de plantas, debemos lograr elaborar un emplasto similar a un puré de patatas muy espeso. Cogeremos con la mano la masa resultante y lo aplicaremos directamente sobre la piel formando una capa de producto de al menos medio centímetro de espesor. El emplasto se irá endureciendo poco a poco y como mucho después de una hora lo podremos retirar ya totalmente seco, momento en el que al menos la arcilla habrá perdido efectividad.

En la piel seca se puede mezclar con aguacate, melocotón, miel, sandía, melón y pera.

En la piel grasa se mezclará con levadura de cerveza, yogur, huevo, pepino y limón.

La piel normal con levadura de cerveza, zanahoria, miel, pepino y yogur.

Emolientes

Su acción consiste en ablandar la piel y las mucosas, permitiendo la cicatrización y restauración de los tejidos dañados. Se emplean plantas medicinales ricas en mucílagos, así como frutas con pectinas y por supuesto las algas como el agar agar. La Malva y la Avena, son las más empleadas, preferentemente mezcladas con miel. Si la piel está muy deteriorada es de especial interés la Consuelda.

Astringentes

Tienen como misión resecar, absorber líquidos o exudados. Se emplean para varices, hemorroides, pequeñas venillas superficiales, moratones y mala circulación.

Las plantas medicinales recomendadas son el Hamamelis, Ginkgo Biloba o Milenrama, solas o mezcladas con esencias de cáscara de naranja y limón. Dependiendo si el cutis es seco o graso, se pondrá una base oleosa o no.

Refrescantes

Adecuadas para dar descanso a la piel en casos de estrés, sudor excesivo, polución ambiental, así como en los trastornos de la menopausia. Se emplean como base la Menta, el Romero, la Milenrama y la Manzanilla, además de la infusión con pétalos de rosa y el zumo de pepino mezclado con una clara de huevo batida.

Reafirmante

Se emplean para dar tersura a la piel flácida, colgante, tenga o no arrugas. Las plantas medicinales empleadas deben contener taninos y en este sentido son de utilidad las hojas de Arándano, las del Avellano y la Encina, así como las cataplasmas de tomate y naranja. Se pueden añadir proteínas o gelatina.

Estimulantes

Para cutis pálidos, débiles y con poca circulación sanguínea. Se pretende aumentar el calor cutáneo y con ello aumentar el aporte de oxígeno a la piel. Se emplean los extractos de Ginseng, Eleuterococo, Romero, Salvia y zumo de Arándano.

Blanqueadoras

Como su nombre indica, aclaran una piel demasiado oscura y contribuyen a eliminar pecas y lunares recientes. Son útiles el zumo de limón, la Milenrama y la pulpa de Escaramujo, así como la vitamina C, el Zinc y el Magnesio.

Al retirar la mascarilla, que deberemos hacer solamente con agua caliente, podemos emplear un poco de aceite de oliva,

Jojoba o de Onagra en los cutis secos y un tónico astringente a base de agua de rosas para las pieles grasas.

Otras mascarillas aptas para todo tipo de piel:

Mascarilla de levadura de cerveza
Nos aporta vitaminas del grupo B, aminoácidos esenciales y minerales. Se mezcla la levadura en polvo con una base de agua caliente y agua de rosas.

Si la piel es seca se pueden añadir aguacates aplastados y si es grasa un huevo entero.

Mascarilla de yogur
Se emplea igualmente agua caliente y lo mezclamos con un yogur natural, por supuesto sin aditivos ni colorantes. Hay que prepararlo en casa.

Mascarilla de miel
Para que no quede muy pegajosa, se calienta un poco al baño de María, añadiendo en el momento de ponerla en la cara algo de agua caliente y realizando un pequeño masaje para que penetre en la piel. Da vigor y fortaleza a la piel.

Mascarilla de avena
Es una de las preferidas por los expertos y se elabora a partir de la harina integral de avena. También podemos poner a cocer copos de avena y sacar el caldo que quede después de la cocción. Se pone sobre la cara cuando aún está tibia y se deja secar, aclarando finalmente con agua. Es un buen rejuvenecedor cutáneo.

CAPÍTULO
6. El baño rejuvenecedor

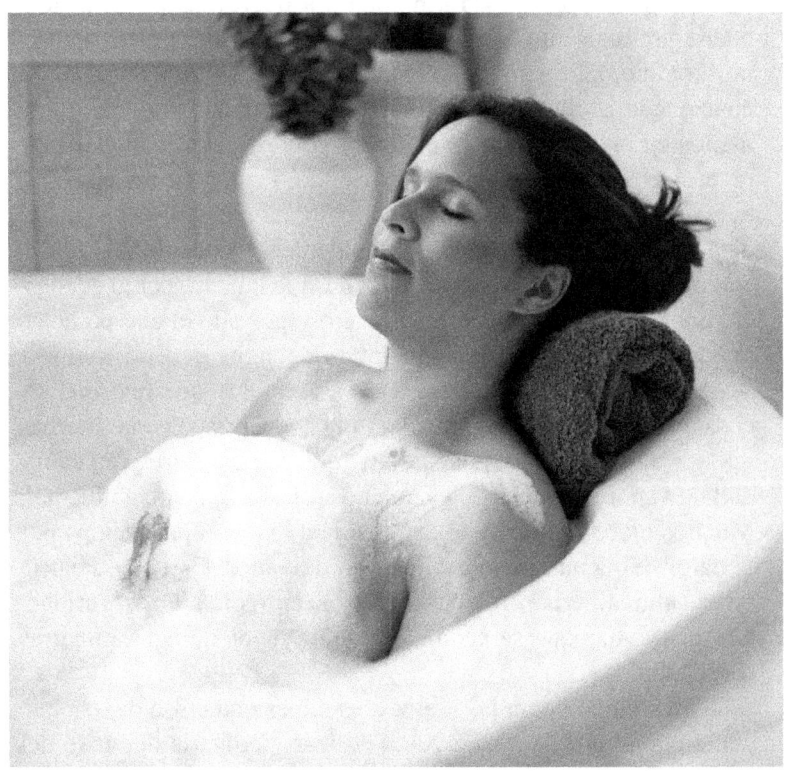

Posiblemente el baño no sea un medio especialmente útil para la belleza, ni para la restauración de una piel dañada, ya que el calor prolongado es bastante perjudicial, especialmente para la circulación. No obstante y dado que supone un gran placer sumergirse en una bañera caliente después de una jornada agotadora, del mismo modo que es agradable una ducha fría en un día caluroso de verano, vamos a dar algunas recomendaciones para transformar en beneficioso algo que normalmente no lo es.

Cuando hablamos de baño siempre por fuerza nos hemos de referir a un baño de agua caliente, a 36-37 grados, ya que los que bajen de esa temperatura deben realizarse con más cuidado. Temperaturas del agua inferiores a los 30 grados no se deberían emplear en invierno durante períodos superiores a 3 minutos, ya que pueden ser perjudiciales y hasta peligrosas en niños y ancianos o personas débiles. La hipotermia que el agua fría genera puede producir un colapso en un tiempo corto. En este sentido, no hay que confundir la temperatura del agua de una playa, la cual puede oscilar entre 15 y 25 grados en verano y bastante menos en invierno, la cual podemos soportar con facilidad simplemente porque nos estamos moviendo. En estas circunstancias el cuerpo genera gran cantidad de calorías para combatir el frío de la piel, que reponemos simplemente secándonos al salir y calentándonos con la acción del sol. En la bañera, como es lógico, no podemos realizar este ejercicio y por ello el cuerpo no se puede defender de la fría temperatura del agua.

Antes de meternos en el baño caliente hay que realizar dos cosas: una, preparar una infusión muy concentrada de las hierbas que vayamos a añadir, y dos, evitar que se concentre gran cantidad de vapor en el cuarto, ya que nos robaría oxígeno ambiental. Muchos mareos durante el baño caliente no son producidos por el calor del agua sino por el exceso de vapor. Hay que dejar la puerta entreabierta para evitar esta concentración. Por seguridad, hay que evitar que se acumule mucho vapor de agua mientras nos bañamos

Otra solución para las hierbas, es poner una bolsa de tela que contenga la mezcla de hierbas a utilizar y colgarla del grifo del agua caliente, de tal manera que vaya soltando poco a poco sus principios medicinales. También podemos poner la bolsa dentro de la bañera y si disponemos de pétalos de flores frescas y las depositamos directamente en el baño, el efecto entre los aromas y las sustancias medicinales será especialmente intenso.

Mezclas de hierbas para el baño:

Relajante
Hojas de violeta, azahar y pasiflora.
Valeriana, lúpulo y manzanilla.

Estimulante
Menta piperita, lavanda, romero y eleuterococo.
Salvia, sándalo, tomillo y eucalipto.
Menta piperita, romero, laurel, pétalos de rosa.

Perfumada
Pétalos de rosas, jazmín, espliego, clavel y caléndula.

Piel grasa
Manzanilla, zumo de limón, fresas, frambuesas.
Corteza rallada de limón, menta piperita, azahar y hamamelis.

Adelgazante
Algas marinas (fucus, kombu.)
Malva, spirulina, anís verde.

Celulitis
Un puñado de sal marina.
Estigmas de maíz, rabos de cereza.

Piel seca
Consuelda, romero y pétalos de rosa.
Violeta, salvia, pétalos de rosa.

ACEITES PARA EL BAÑO

En principio hay que recordar que el agua y el aceite no son solubles entre sí, salvo que el agua esté muy caliente, No obstante y aunque veamos flotar en el agua del baño las partículas de aceite, sus principios medicinales los podremos aprovechar ya que al contacto con la piel se pegan a ella y se absorben relativamente fácil al tener los porros muy abiertos por el efecto del calor.

Los aceites esenciales son la parte más activa de las plantas aromáticas y su efecto terapéutico es muy intenso, bastante más que una infusión, por lo que debemos ser comedidos al emplearlos. Los adultos no deben sobrepasar las 20 gotas de esencia por baño y en los niños la dosis oscilará entre las 5 y 10 gotas.

Los podemos adquirir en el comercio ya preparados, en frasquitos individuales por planta, o también con mezclas apropiadas para tratar enfermedades concretas, aunque prepararlos en casa tampoco es muy complicado, pero debemos realizarlos unos días antes. Para ello se cogen las flores o las plantas aromáticas que vayamos a utilizar y se colocan en un tarro de vidrio cerrado herméticamente, con aceite de oliva o almendras dulces y al abrigo de la luz. Es necesario que el recipiente tenga el calor necesario para que vaya soltando el aceite y para lograrlo podemos emplear la acción del sol o sencillamente meterlo al baño María, procurando que el agua no llegue a hervir, ya que el frasco podría explotar. Esta acción del calor suave debe durar al menos 15 días si lo exponemos al sol. Pasado ese tiempo colaremos el producto.

Un método algo más rápido consiste en mezclar las plantas aromáticas con el aceite de almendras dulces en un recipiente que se pueda cerrar y ponerlos en un horno templado (no más de 100°), durante 2 horas.

Si el aceite se pone negro es que hemos puesto demasiada temperatura y se ha estropeado, no sirviendo por tanto para su empleo.

He aquí algunas plantas que resultan muy adecuadas para mezclarlas con una base de aceite:

Consuelda, manzanilla, laurel y cedro.
Rosas, espliego, manzanilla.
Menta piperita, laurel, sándalo, romero.

BAÑO DE VAPOR

Los conocemos porque son empleados frecuentemente cuando estamos resfriados y con tos, siendo muy familiar la imagen de una persona con una toalla tapándole la cabeza, mientras aspira los fuertes vapores de eucalipto. Pero además de ser un método eficaz para despejar las vías respiratorias, los baños de vapor pueden ayudarnos a efectuar una limpieza profunda del cutis, sin tener que pasar por los inconvenientes de una sauna completa.

El método es sencillo:

Se pone agua hirviendo en un recipiente de barro o cerámica para que conserve más tiempo el calor.

Los de aluminio no se aconsejan porque lo eliminan rápidamente al exterior.

Se añaden dos manojos de hierbas aromáticas adecuadas. También hay quien prefiere poner la cacerola directamente al fuego, hervir ligeramente las hierbas e inmediatamente realizar los vahos.

Nos cubrimos la cabeza con una toalla de algodón. No utilizar tejidos sintéticos ya que el tejido tiene que absorber parcialmente la humedad y ser transpirable.

Cerramos los ojos y permanecemos así durante diez minutos. Si el calor es molesto, respiraremos de vez en cuando fuera de la toalla. Esta operación abre los poros, limpia la piel con profundidad y al mismo tiempo permite que penetren las esencias a través de la piel caliente.

Al finalizar, un lavado con agua fría cerrará los poros, tensará la piel y eliminará las toxinas que han salido hacia la piel.

Para potenciar los efectos se puede realizar con anterioridad una infusión con estas hierbas: lavanda, pétalos de rosa, romero, menta y salvia, los cuales nos servirán para aclararnos la cara una vez finalizado el baño de vapor.

CAPÍTULO
8. El pecho femenino

Es esta una parte de la anatomía de la mujer que reúne condiciones únicas: es una importantísima zona de atractivo sexual para el varón, posee zonas erógenas muy intensas, es a la vez el lazo de unión del recién nacido con la madre, le proporciona el alimento perfecto, y es también una parte corporal sumamente estética que realza todo el conjunto del cuerpo. Pero aún así, no se le cuida como se hace con el rostro, el pelo o las piernas. Salvo la elección de un sujetador adecuado, en cuanto a talla, poca atención merece por parte de la mujer joven. Con el paso de los años, cuando el deterioro comienza a hacerse visible, la mujer toma conciencia de la importancia de esa zona corporal y empieza a hacer tratamientos tímidos, quizá empleando alguna crema reafirmante.

La explicación a ello es que mientras que el rostro y el pelo se ven continuamente, los pechos solamente son visibles en la intimidad y

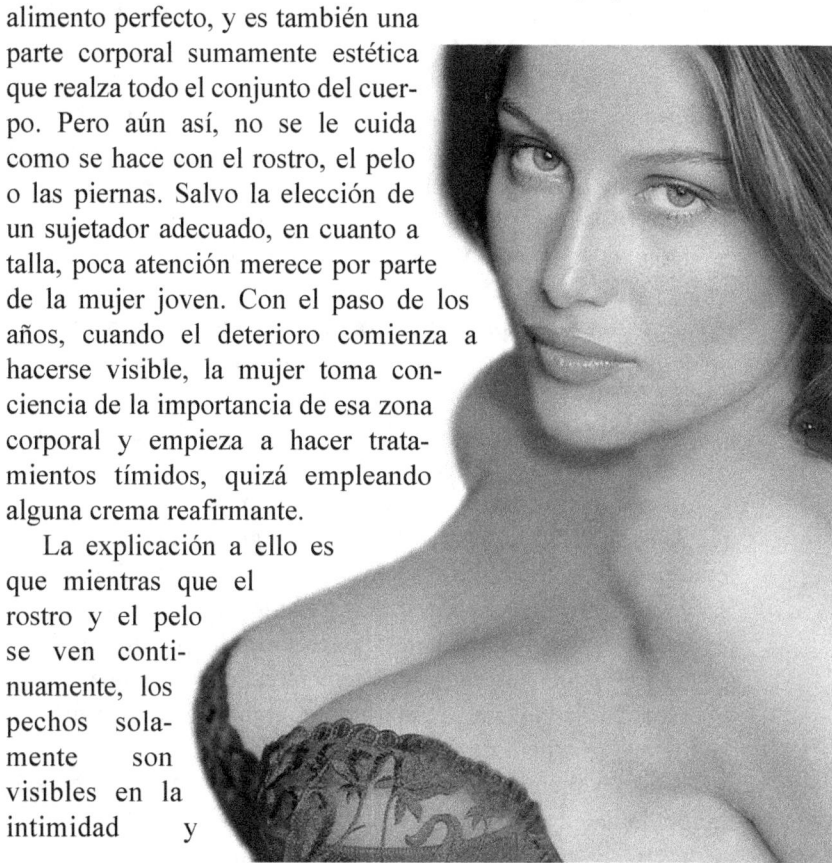

quizá entre penumbras. Durante el resto del día el sujetador puede hacer bello y firme lo que ya no lo es, del mismo modo que un suéter ajustado realza y da volumen a un pecho pequeño. La posibilidad de que la auténtica "calidad" de las mamas sea percibida por la gente es tan pequeña que para muchas mujeres no les merece la pena dedicar tiempo y dinero a cuidarlos, salvo que se dediquen al cine o la televisión.

CONSTITUCIÓN

Aunque dentro de un sujetador todos los pechos nos parezcan iguales, puede adoptar diversas formas redondeadas que van desde la hemiesférica, cónica o piriforme, mientras que los pezones también adoptan sensibles diferencias según se trate de mujeres jóvenes, lactantes o maduras. Todo ello hace que la forma perfecta y estética del pecho sea muy corta y que de no cuidarlo desde la juventud la temible flatulencia y caída será un hecho apenas cumplidos los 30 años. Después, pocas alternativas eficaces hay para este descuido y dejadez, salvo que se recurra a las controvertidas placas de silicona, aunque hay cremas que pueden ayudar, lo mismo que ejercicios gimnásticos.

La parte externa, la piel, es la que menos se estropea, pero si se la expone sin piedad a la acción del sol, conseguiremos arruinar también una zona cutánea que normalmente nunca se deterioraba. Debajo de esta piel está la glándula mamaria propiamente dicha y el tejido adiposo, este último responsable directo de la forma redondeada y del volumen.

Un dato ciertamente importante y que no hay que olvidar, es que la grasa, ese componente tan perseguido, es en el pecho femenino la parte más esencial para su belleza. Del mismo modo, al estar formado por varios glóbulos que drenan y permiten la unión de los conductos galactóforos (expulsadores de la leche) y aunque por su situación interna no tiene una acción directa sobre la belleza, sí determinan el tamaño y la forma que va a tener en la madurez.

El pecho femenino no se sujeta especialmente mediante la acción de los músculos pectorales, razón por la cual la gimnasia poco efecto puede tener en la solidez y firmeza de las mamas, sino mediante el tejido conjuntivo fibroso, el cual se inserta en el borde anterior de la clavícula y sostiene la mama. Es cuando estos ligamentos pierden su elasticidad y fortaleza, cuando el pecho se cae, no cuando se pierde fuerza muscular en los pectorales.

PROBLEMAS ESTÉTICOS CON EL PECHO

Ptosis (caída)

Aunque a primera vista pudiera parecernos que es el problema estético más alarmante, no lo es desde el momento en que con el uso de un buen sujetador se puede disimular en las relaciones diarias. Si la mujer no tiene relaciones íntimas o no se muestra desnuda habitualmente delante de otras personas, quizá nunca le dé importancia a este defecto estético, ya que la única que lo percibe es ella. Solamente en los casos de vida en pareja y si se es aún joven o le preocupa su belleza, la mujer decide emprender un tipo de tratamiento que le proporcione el pecho que desea.

Al contrario que en cualquier otra parte corporal, la piel es la parte más decisiva para que el pecho permanezca firme, ya que los ligamentos que también tienen alguna importancia en este sentido son muy débiles y parece ser que se fatigan pronto con el paso de los años, motivo por el cual los médicos insisten en el uso precoz del sujetador. Este razonamiento es lógico pero también tiene sus inconvenientes, ya que si esos ligamentos ven aliviado su trabajo desde la pubertad, nunca se fortalecerán lo suficiente como para lograr sostener la mama.

Esta particularidad es la que motiva que los pechos tengan una vida muy corta en cuanto a formas perfectas y que solamente mediante tratamientos preventivos efectuados desde la juventud se puede evitar su caída precoz. Por desgracia, aunque lógicamente, ninguna joven se va a preocupar de algo que está, de momento, bien formado.

Las estadísticas demuestran que el deterioro es ya visible a partir de los 25 años y se considera que cuando la mujer cumple los 35 el daño es bien notorio, con solamente un 5% que puede considerarse en plenitud de su belleza.

PRINCIPALES CAUSAS DE LA CAÍDA DEL PECHO

Adelgazamiento

Es la causa más generalizada, ya que la mujer normalmente comienza a estar preocupada por su peso desde muy temprana edad, apenas cumplidos los 18 años, y si ya empieza a realizar regímenes de adelgazamiento por iniciativa propia, no tomando las precauciones necesarias, los daños físicos aparecerán pronto. Apenas cumplidos ya los 25 años el daño será muy importante si las épocas de adelgazamiento han sido continuadas. El problema surge no por falta de elasticidad de los tendones o tejidos, sino porque el tejido adiposo se afloja por carencia de grasas y esa carencia se extiende incluso a la piel exterior que se vuelve rígida.

Por ello hay que insistir en que los tratamientos para adelgazar deben ser muy lentos, apenas dos kilos por mes, y que de suprimir las grasas de la alimentación la parte más afectada serán los pechos y posteriormente la piel. Aunque la guerra a las grasas y las calorías, lo mismo que a la sal, son una norma equivocada totalmente extendida, en el término medio está la virtud y lo mismo que no se deben consumir grasas procedentes de mamíferos, no se pueden suprimir el resto de las grasas alimentarias, como pueden ser las grasas vegetales o aceites.

Deporte

No es que el deporte sea algo perjudicial para la belleza de los pechos, sino que la práctica de un deporte implica ciertas precauciones para la mujer. Cualquier actividad física intensa y continuada produce una movilidad de las mamas que de no contenerla producirá pequeños micro-desgarros en los tejidos más débiles. Por eso la mayoría de las deportistas profesionales emplean sujetadores especiales, muy sólidos, los cuales evitan el bamboleo y así no hay peligro de desgarramiento. Incluso algunas actividades especialmente intensas obliga a fajarse para aplastar ligeramente los pechos y con ello evitar un daño importante. Nada que objetar a estas medidas de precaución, pero para compensar esta inmovilidad después del ejercicio es conveniente liberar a los pechos de cualquier sujeción y dejarlos en plena libertad.

Los ejercicios que pueden contribuir al levantamiento del pecho son simples: cualquiera que cierre los brazos hacia el centro, tanto con pesas, con aparatos o simplemente, apretando las manos una con otra, como si se rezara.

Culturismo

Es necesario mencionar aparte este deporte ya que puede ser la causa de alteraciones en los pechos sino se tienen en cuenta ciertas precauciones. Como quiera que para el desarrollo y definición muscular se hace necesario suprimir drásticamente las grasas de la alimentación, el tejido adiposo del pecho se atrofia y como consecuencia la mama pierde volumen.

La práctica de los ejercicios fortalece sensiblemente los músculos pectorales y ello evita que se caiga, pero el resultado final es un pecho más pequeño aunque muy firme, el cual puede ser del agrado o no de la mujer.

Lo importante es no creer que un pecho redondeado y firme se puede lograr solamente con el ejercicio de pesas, ya que se hace necesario varios detalles para lograrlo. También hay que desmitificar la costumbre de tomar proteínas extras como medio para dar firmeza, ya que como hemos visto anteriormente no es el músculo pectoral (principal demandante de proteínas) el responsable ni del volumen ni de la firmeza.

Natación

También existe la creencia de que la natación es el mejor deporte para los pechos, lo que tampoco es cierto en su totalidad. La natación aporta, no obstante, una serie de ventajas con respecto a otros deportes y es que expande la caja torácica y endereza la espalda, lo que ya de por sí levanta el pecho y lo saca hacia delante. No es que modifique su tamaño o firmeza, sino que crea el "ambiente" necesario para su belleza, a poco que se le cuide. Por ello las nadadoras, incluso las de pecho poco volu-minoso, suelen tener un pecho muy vistoso, no tanto por la mama en si, sino por lo bien formado que está el tórax y la espalda. Si a esto añadimos el efecto beneficioso que tiene el agua fría sobre los músculos y la piel, y que además la deportista no suele someterse a ningún régimen de adelgazamiento drástico, el resultado final es que este deporte es el más beneficioso para la mujer a nivel estético.

Maternidad y lactancia

Hay quien opina que la maternidad empeora siempre los pechos femeninos, mientras que otros afirman que, por el contrario, le puede favorecer. La presencia de leche en los conductos produce un aumento de la glándula, la cual no cuenta con un sostén especial para soportar el nuevo peso y se impone la necesidad de emplear el sujetador adecuado. Como quiera que el aumento dura unos pocos meses, si la mujer tiene la precaución de emplear una prenda adecuada, así como cremas de belleza que faciliten la distensión de los tejidos y duchas frías de vez en cuando, al finalizar la lactancia no hay motivo para que se hayan deteriorado. Lógicamente, cuando la mama retorna a su volumen original, la piel y los tejidos tienen que contraerse de nuevo y ese es un proceso que lleva su tiempo, pero que es totalmente reversible. Lo importante, como ya hemos indicado, es no disminuir la ración de grasas vegetales, además de los pescados azules, y emplear las cremas adecuadas que existen en el comercio.

Envejecimiento

Este es un proceso que solamente podemos mitigar, pero nunca detener, y que inexorablemente conducirá a una atrofia de todos los tejidos. Pero en la medida en que la mujer beba suficiente agua que impida la deshidratación de la piel, haga un poco de ejercicio que fortalezca sus pectorales, no se exponga al sol, utilice cremas nutritivas, coma suficiente cantidad de grasas vegetales, tome suplementos vitamínicos y realice masajes cotidianos en sus pechos, éstos tendrán una larga vida en cuanto a belleza.

PLANTAS MEDICINALES CON ACCIÓN SOBRE LOS SENOS

A nivel general, solamente tienen alguna acción positiva la Salvia, el Lúpulo, el Anís, la Soja y la Alfalfa por su contenido en estrógenos naturales, los cuales pueden estimular el crecimiento en casos de insuficiencia en el desarrollo. También son de utilidad dosis extras de vitamina E y la toma continuada de soja o isoflavonas.

Localmente se emplean con un efecto moderado las fricciones con aceite de Onagra, de Alholvas y de Jojoba, los cuales proporcionan un aumento de la redondez por el aporte de grasas y una mayor elasticidad a los tejidos y la piel.

CAPÍTULO
9. El cuidado de las manos

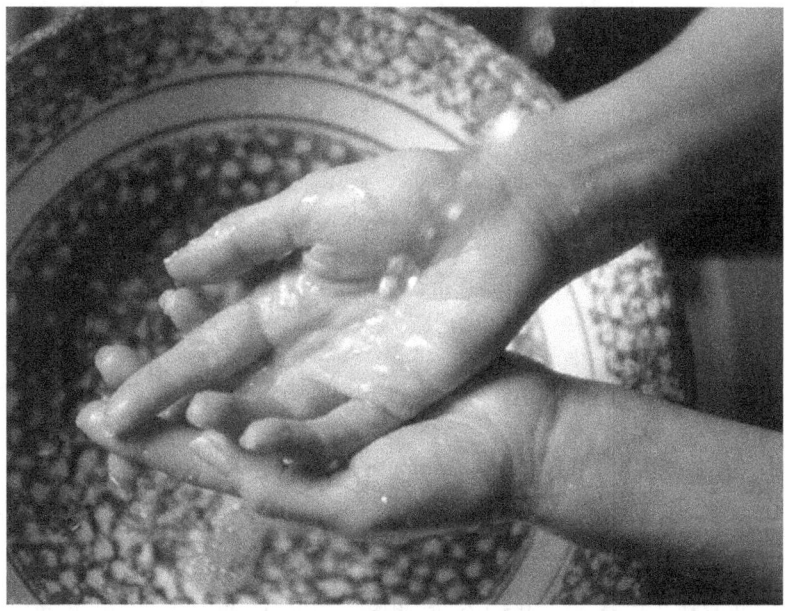

Las utilizamos para casi todo: para trabajar, para cocinar, para amar, para matar y hasta para curar; sin embargo apenas las concedemos mayores cuidados que un somero rasurado de uñas y quizá alguna crema suavizante al finalizar la jornada laboral. A cambio, las sometemos a la tortura de detergentes y jabones abrasivos, soportan la luz del sol, el calor, el frío y el aire, tocan alimentos, suciedad, máquinas, tierra y mil cosas más, además de servir en ocasiones para empujar, aplastar y hasta golpear. Si calculásemos cuántas veces al día las martirizamos, nos asombraríamos de que aún así sean capaces de cumplir su misión año tras año.

Para muchas personas las manos de los demás son el reflejo de su carácter y la prueba de cómo cuidan su cuerpo. Unas manos agrietadas indican que el trabajo que ejercemos es manual, mientras que unos dedos largos y delicados pueden ser indicativos de personalidad artística, o de persona que vive a costa de los demás.

Mientras que para unos estrechar una mano fornida es agradable, para otros les intimida, del mismo modo que una mano delicada en una mujer atrae y puede repeler en un hombre. Las manos agrietadas y temblorosas de un anciano predisponen a la piedad, así como la mano suave y pequeña de un niño nos invita a la ternura. Todo es según la mano que nos tienden, que nos golpea o que nos aprieta.

En un manual sobre la belleza no podría por tanto faltar un estudio sobre la mano, aunque antes nos gustaría pedir a nuestros lectores que ejercitaran el arte de estrecharla adecuadamente, algo que si no se practica puede inducir a errores y quizá problemas. Hay que tener en cuenta que el apretón de manos es el primer contacto que se realiza entre dos personas y que coger la mano a la persona amada puede ser el preludio de una jornada de placer.

EL LAVADO DIARIO

Dicen que las manos son la parte más perfecta de nuestro cuerpo y que en ellas reside la gran primacía del ser humano sobre los animales, ya que no existe ninguna parte corporal que tenga tanta habilidad y que ejecute con tanta rapidez y perfección las órdenes del cerebro. Pero esta perfección las obliga a tocar continuamente multitud de objetos y ropas, por lo que es normal que estén continuamente sucias y que nos veamos en la obligación de lavarlas continuamente. Si se fijan, no hay parte corporal que exija tantos lavados como las manos. Pero ese lavado tan continuado es su peor enemigo y es casi imposible encontrar una persona mayor de 30 años que no tenga ya sus manos agrietadas, salvo, como antes dijimos, que viva a costa del trabajo de los demás. Lo peor, sin embargo, no está en el hecho de que las ensuciemos con tanta facilidad, si no en que el mismo uso del jabón de tocador las va abrasando poco a poco. Si a este jabón le añadimos los detergentes de la colada, la colonia, el aceite del coche, la polución ambiental, los utensilios del trabajo y todo cuanto habitualmente tenemos que tocar con las manos, es lógico que no haya piel que lo pueda soportar.

El mejor lavado es con agua templada, ni fría ni caliente, sin emplear jabón salvo que sea absolutamente necesario. Una vez que el agua no es suficiente podemos emplear cualquiera de los muchos jabones de tocador que existen en el mercado, y si las manchas fueran rebeldes pasaríamos a emplear el jabón de lavar los platos, el cual cuenta ya la mayoría de las veces con protectores de las manos. Un cepillo para las uñas, un aclarado que elimine todos los restos y una crema suavizante no grasa, completarán los cuidados normales. Si ello no bastara, el aceite de oliva sigue siendo el mejor de los remedios para mantener la piel suave, aunque también se puede emplear el de germen de trigo o una glicerina vegetal mezclada con vitaminas A y E.

Para eliminar pecas o manchas solares se empleará el zumo de limón, la manzanilla o el agua oxigenada, mientras que para dar tersura son buenos los productos a partir de pepino, piña o infusiones de Salvia. No se olvide también de realizar de vez en cuando una gimnasia adecuada, ya que la artrosis en ellas suele ser habitual, especialmente en las mujeres.

Esta es una tabla de gimnasia adecuada para las manos:

-Cierre el puño con fuerza, manténgalo unos segundos, y abra después la mano con fuerza.
-Coja una pelota pequeña, de tenis, o en su defecto una bola de periódicos de un tamaño similar y apriétela fuertemente con los dedos.
-Escoja dos o tres bolitas y juegue con ellas entre los dedos, pero sin que ayude la otra mano.
-Simule que toca el piano o la guitarra para ganar agilidad.
-Realice movimientos de muñeca en todas las direcciones.

-Con la ayuda de la otra mano, fuerce a las articulaciones de los dedos a doblarse totalmente.

-Por último, coja con sus dedos uno por uno cada dedo de la otra mano y estírelos con firmeza, como si quisiera sacarlos de su sitio.

Y AHORA LAS UÑAS

Nadie sabe cuál es el origen de la costumbre de las mujeres para dejarse crecer las uñas, aunque hay algunos antropólogos que afirman que es solamente un utensilio de guerra para compensar su poca fortaleza muscular. Según cuentan los historiadores, el arte del manejo de las uñas como arma de guerra se popularizó enormemente en China, llegando hasta el punto de emplearse como una pequeña daga, mediante una funda especial metálica que era letal en distancias cortas, más que nada porque solían contener una pequeña porción de veneno. Este arte fue casi un ritual entre la clase privilegiada china y todavía se pueden ver grabados de las emperatrices ostentando unas enormes uñas metálicas perfectamente pintadas.

El avance del feminismo ha provocado un retroceso muy importante en la largura de las uñas, aunque todavía permanece vigente pintarlas con sumo esmero, preferentemente con color rojo. La tradición recomienda que la uña no debe ser muy larga, quizá dos milímetros por delante del dedo son suficientes y que su extremo esté terminado en una discreta punta. Se empleará mejor la tijera que el cortaúñas y la lima mejor que las tijeras. Para los pequeños pellejos que rodean la uña no se recomienda en absoluto el empleo de tijeras por el peligro serio de infección, y existen líquidos que hábilmente manejados los pueden hacer regresar hacia la uña.

Como cualquier parte corporal, las uñas no se pueden pintar todos los días, bajo riesgo de asfixiarlas, y se hará necesario, además de darlas reposo de vez en cuando, emplear algún cosmético fortalecedor o sumergirlas en aceite de oliva de vez en cuando. Los quitaesmaltes, como cualquier disolvente, arruinan poco a poco la capa protectora de las uñas, así como su brillo natural. Se deben utilizar con prudencia y no dejándoles actuar más del tiempo necesario, eliminándolos totalmente al terminar.

Internamente son muy adecuados los suplementos que contengan Zinc y Sílice y también la vitamina A, el hierro y el calcio.

CAPÍTULO
10. Deporte y belleza

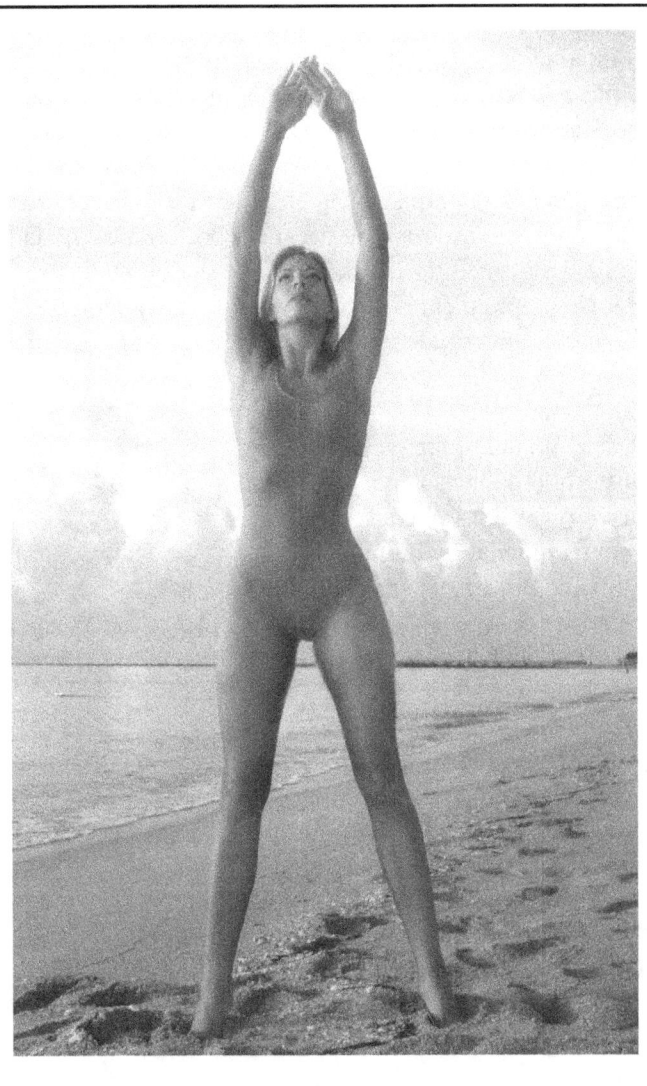

Aunque anteriormente ya hemos comentado el efecto de ciertos deportes sobre la estética del pecho, en este capítulo se analizarán las actividades deportivas más frecuentes y su acción sobre la belleza física en general, incluido su efecto sobre el psiquismo.

Natación

Se consideró el deporte más completo durante muchos años, cuando apenas si existían otros deportes con los cuales establecer comparaciones. La natación se desarrolla en un medio que en principio es hostil al ser humano, un animal terrestre, y por tanto se necesita de un periodo de adaptación más o menos largo para desenvolverse con soltura y no terminar pereciendo en el intento. Para muchos la permanencia en el agua es un factor de riesgo que no desean asumir y se decantan por otras actividades en principio menos peligrosas. Una vez que se domina la técnica de la natación y aprendemos tanto a bucear como a permanecer flotando, es cuando este deporte puede empezar a ser beneficioso.

Ventajas:
Desarrollo del volumen torácico.
Desarrollo de la espalda.
Desarrollo de las piernas en general.
Endurecimiento de las mamas, glúteos y hombros.
Aumento de la resistencia aerobia.
Limpieza continuada de la piel, con efecto desodorante, si se practica en el mar.

Inconvenientes:
Posición forzada del cuello.
Excesivo desarrollo de la espalda.
Desarrollo de habilidades que no son aplicables en la vida cotidiana.
Deterioro del cabello si no se protege.
Infecciones oculares frecuentes.
Alto riesgo de accidentes graves.

Footing, carrera, maratón

Estas actividades, sensiblemente diferentes entre ellas, tienen como principal ventaja el que se puedan practicar en cualquier lugar y tiempo, necesitándose solamente unas zapatillas adecuadas para cada modalidad. Lo principal para practicarlo con éxito es que el almohadillado de la zapatillas sea suficiente, que el calzado no sea ni muy holgado ni muy apretado, que su piel permita la transpiración pero que no deje pasar la lluvia y que cuente además con elementos que amortigüen los miles de golpes que el talón tendrá que soportar contra el suelo.

El *footing* consiste en correr muy suavemente, de manera tal que podamos efectuar una conversación con un compañero, evitando especialmente el agotamiento y el malestar. Es importante recordar que, para que sea beneficioso, debe constituir casi un paseo a paso ligero, un placer, nunca una competición.

La *carrera* implica un esfuerzo y requiere por tanto cierto agotamiento, por lo que las distancias a recorrer deben ser más largas, quizá hasta cinco kilómetros o más. Son adecuadas para personas bien preparadas y que desean potenciar aún más su resistencia aerobia, pero sin llegar a la competición. Es necesario marcarse unas metas para ir aumentando el rendimiento cada día.

El *maratón* es la carrera suprema y se necesitan recorrer al menos 30 kilómetros para considerarse como tal. Para ello no hay que imponerse un ritmo muy rápido, si no suave y continuado, no disminuyéndolo ni aumentándolo durante todo el recorrido a no ser que estemos compitiendo.

En las tres modalidades es necesario beber abundante agua con algo de sal antes, durante y después del esfuerzo, así como tomar abundancia de hidratos de carbono.

Ventajas:
Potencia extraordinariamente la resistencia aerobia.
Aumentan la capacidad pulmonar.
Refuerzan la pared cardiaca.
Bajan la tensión arterial y el nivel de pulsaciones.

Son muy baratos de practicar y no requieren lugares especiales.

Se pueden practicar en grupo o individualmente.

Inconvenientes:

Someten a los tobillos y a la rodilla a un desgaste excesivo.

Perjudican seriamente la elasticidad de las piernas a no ser que se hagan ejercicios de estiramiento.

Hipertrofian los músculos gemelos.

Hay cierta descompensación en el desarrollo corporal.

Deshidratan la piel.

Son deportes de bajo riesgo en cuanto a salud, salvo el maratón que ofrece un alto riesgo si la salud no es perfecta.

Danza, ballet

En sus diferentes modalidades, clásico, moderno, folclórico, claqué o ritual, la danza es la actividad física más practicada por la humanidad desde hace milenios. Se puede realizar de manera espontánea o académica, sin que ello implique un beneficio mayor o peor para la salud. El ejercicio profesional de la danza va unido a una preparación física muy completa, pero también a un mayor desgaste, por lo que cada cual debe valorar lo que pretende de la danza.

No existe una modalidad más adecuada que otra en cuanto al efecto estético, aunque indudablemente el carácter se puede ver influido sensiblemente según uno u otro estilo. Una bailarina de ballet clásico tendrá unas maneras igualmente sofisticadas de moverse en su vida diaria, mientras que una persona que aprenda baile moderno parecerá estar más inmersa en los hábitos de la mayoría.

El baile folclórico marcará aún más el carácter, incluso las facetas negativas, mientras que el ritual generará cierto misticismo que puede ser muy del agrado de sus practicantes. Que cada cual escoja el que más encaje en sus sentimientos.

Ventajas:

Desarrollo armónico del cuerpo, en especial de la cintura para abajo.

Aumento de la capacidad pulmonar.
Gran sentido del equilibrio.
Capacidad para moverse con soltura en las tres dimensiones.
Mejora en la resistencia aerobia y también en la anaerobia.
Extraordinaria elasticidad.
Cintura muy delgada.
Inconvenientes:
Hipertrofia de las piernas.
Desgaste excesivo de los talones, tobillos y rodilla.
Poca atención a los músculos de la espalda, hombros y tórax.

Artes marciales

Ya forman parte de las actividades gimnásticas de occidente y se pueden practicar en cualquier lugar sin problemas, de manera particular o federada. Es un deporte apto para los dos sexos, e incluso para cualquier edad, como lo demuestran las clases en los colegios y su práctica por personas mayores de 40 años.

Una vez eliminada de ellas la faceta guerrera se eliminó también su peligrosidad y hoy en día la posibilidad de accidentes es mínima, ya que los combates entre compañeros se desarrollan sin contacto, salvo en el judo. Aún así, toda posibilidad de lesión está muy controlada por los profesores.

Existen numerosas variantes, pero las más practicadas son: el karate, judo, kung-fu, taekwondo, kenpo, kick boxing, ninjutsu, aikido y tai chi. Las diferencias entre ellas son notables y cada persona debe escoger aquella que encaje en su condición física y carácter. Mientras que unas hacen un uso primordial de las patadas como ocurre con el taekwondo, otras emplean los brazos y las piernas por igual en el caso del kung-fu y el karate. El kenpo enfatiza la lucha callejera empleando técnicas muy veloces, mientras que el kick boxing permite los golpes de codo y rodilla en sus combates.

El ninjutsu es el arte de los ninjas que mezcla las facultades internas con las externas y su unión con la naturaleza, el judo implica el agarre al enemigo y su desequilibrio, mientras que el aikido y el tai chi buscan la perfección espiritual del practicante mediante un arte de lucha que no opone fuerza contra fuerza.

Todas ellas constituyen un deporte muy completo para el desarrollo físico y psíquico

Ventajas:
Potencian al mismo tiempo las facultades físicas y las psíquicas.
Eliminan o canalizan la agresividad.
Proporcionan gran fortaleza física y resistencia al ejercicio aeróbico y anaeróbico.
Desarrollan la musculatura en sentido lineal y no en volumen. El practicante permanece delgado.
Desarrollan otras facultades importantes como el equilibrio, la destreza, la agilidad, la velocidad, la potencia y el sentido de la distancia.
Potencian nuestra capacidad de autodefensa en la calle.
Es una actividad física para toda la vida.
Inconvenientes:
Pueden potenciar también aspectos negativos de nuestro carácter.
Desgaste excesivo de la articulación de la rodilla.
Lesiones frecuentes por realizar estiramientos muy intensos.
Riesgo alto de lesiones en las competiciones deportivas, aunque muy bajo en el gimnasio.

CAPÍTULO
11.Enfermedades que afectan a nuestra estética

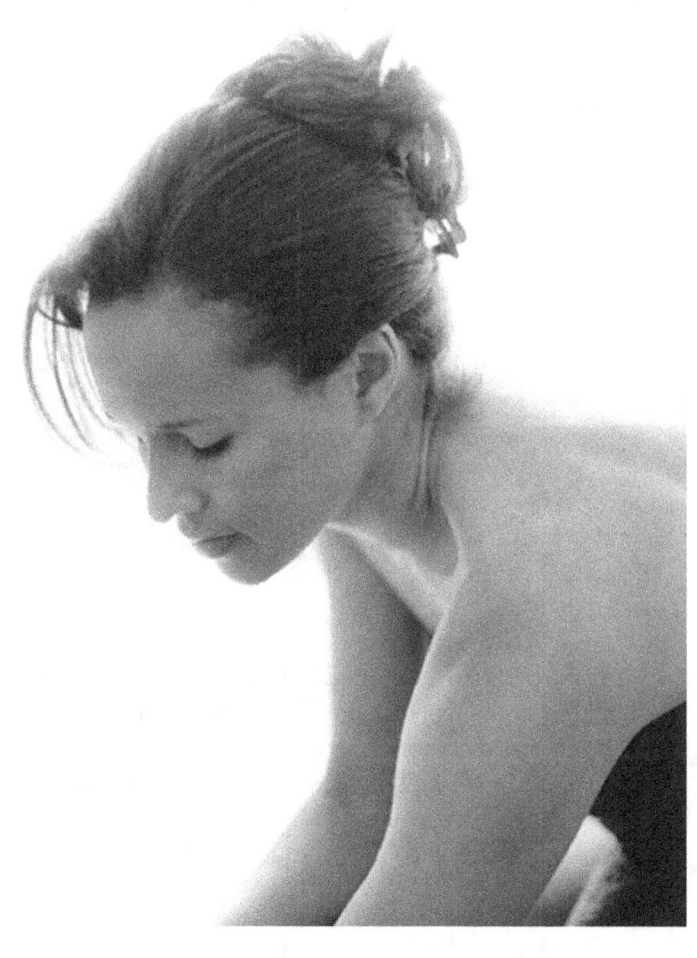

A continuación analizaremos una por una todas las enfermedades, y sus soluciones, que afectan seriamente a nuestra belleza corporal, algunas de las cuales nos pondrán las cosas difíciles en esto de estar guapos, entre ellas: la menopausia, la desnutrición, las hepatopatías y los desequilibrios nerviosos. Del mismo modo, existen profesiones que nos machacarán nuestro cuerpo sin piedad, como son: los trabajos en empresas siderúrgicas, las fábricas de pintura, la construcción, la mecánica, la minería o el ejército. Aunque estos trabajos hasta hace poco estaban efectuados mayoritariamente por hombres y parece ser que no les importaba mucho su deterioro cutáneo, la incorporación a ellos de la mujer ha contribuido afortunadamente a que se tengan en cuenta las condiciones ambientales en esas empresas y su aspecto lesivo en la salud es ahora mucho menor, aunque sigue siendo importante.

ENFERMEDADES DEL CABELLO

Alopecia

Puede suponer un trauma importantísimo para la persona afectada, especialmente si es mujer, aunque la edad influye sensiblemente en cuanto a la valoración que se le pueda dar. No es lo mismo que ocurra a los 20 años a causa de una enfermedad hereditaria o infecciosa, que a la llegada de la madurez cuando la mayoría de las personas tienen asimilado ya su lento pero inexorable declive físico.

Además y como veremos posteriormente en numerosas enfermedades de la piel, la caída del cabello suele ser objeto de burla y hasta motivo de poco éxito social con el otro sexo, por lo que las personas afectadas suelen gastar grandes sumas de dinero en conseguir tener una buena cabellera, a veces sin ningún éxito.

La caída parcial o total del pelo puede ocurrir como consecuencia de factores genéticos, por envejecimiento, por enfermedad local, ingestión de fármacos contra el cáncer, carencia de vitaminas o por traumatismos, lo que nos lleva a poner siempre un tratamiento individualizado.

La **alopecia masculina** es la más frecuente y suele darse por motivos genéticos. Comienza a formarse en los lados laterales de la frente, hacia la segunda mitad de la vida, y se detectan grandes cantidades de hormonas andrógenas en la piel, aunque se desconocen las causas verdaderas. El pelo suele tener aún vainas unidas a las raíces por lo que es apto para el crecimiento, pero no es capaz de permanecer anclado en su sitio.

La **alopecia femenina** es bastante más frecuente de lo que se cree, pero el hecho de que las mujeres tengan la cabellera más abundante suele disimular los casos menores y no se perciben las calvas hasta que la enfermedad está muy avanzada. La falta de pelo se detecta en las regiones frontal y parietal.

La **alopecia tóxica** aparece después de 3 ó 4 meses de haber padecido una enfermedad grave, normalmente de tipo infeccioso (sífilis o escarlatina), acompañada de fiebre prolongada, aunque también se declara en el mixedema (enfermedad del tiroides), el hipopituitarismo (poca función de la glándula pituitaria), así como con la administración de citotóxicos (medicamentos contra el cáncer), o compuestos ricos en Talio.

La **alopecia areata** consiste en la pérdida brusca del pelo en una zona determinada, incluida la barba, y no obedece a una causa conocida, por lo que el tratamiento es poco eficaz, especialmente si se inicia en la niñez. En el adulto es posible que se pueda curar al cabo de unos meses de tratamiento y se piensa que es una enfermedad autoinmune.

La **tricotilomanía** es un hábito de las personas neuróticas que consiste en arrancarse el cabello y se da con frecuencia en niños y mujeres jóvenes. En estos casos el pelo suele volver a crecer si la raíz no ha quedado afectada.

La **alopecia cicatrizal** ocurre como consecuencia de heridas, quemaduras, radioterapia, infecciones bacterianas o por hongos, sífilis, tiña, tumores o sarcoidosis. Son de muy difícil curación.

Tratamiento local

No existe un tratamiento plenamente eficaz contra ninguna forma de alopecia, aunque en las farmacias se encuentra un derivado del minoxidil (utilizado contra la hipertensión), que aplicado localmente puede tener algún efecto beneficioso. Como no está exento de efectos secundarios ya que un 3% del medicamento pasa a sangre, hay que emplearlo con asesoramiento médico. Si existe una enfermedad causante de la caída del cabello habrá que tratarla si queremos lograr alguna mejoría. En los demás casos podemos utilizar la gran cantidad de lociones y champús que existen en el mercado para este fin, ya que inducen crecimientos modestos si se tiene constancia.

Localmente hay una gran variedad de plantas medicinales de muy reconocida eficacia como son: bardana, abrótano macho, romero (la esencia en alopecias locales), capuchina, abedul, ortiga verde, espliego y salvia. Los aceites esenciales de tomillo, limón, enebro y el extracto de árnica, también son importantes en las alopecias localizadas o incipientes.

Tratamiento interno
Aunque de efectos más lentos, la curación es más sólida y los resultados bastante más visibles.

Oligoterapia
Los oligoelementos son parte importante del tratamiento y el cobreoroplata se dará cuando exista una calvicie total, el zincníquelcobalto en caso de disfunciones glandulares, el zinc en cualquier circunstancia, y el yodo o el azufre cuando coexistan problemas de piel.
Nutrientes
Internamente también es recomendable tomar Jalea real, por su riqueza en ácido pantoténico, así como germen de trigo, levadura de cerveza y soja germinada. Especialmente eficaces son los comprimidos de Spirulina, la alfalfa (germinada, verde o en comprimidos) y el mijo.
Entre las vitaminas más necesarias están la A y todo el complejo B, en especial el PABA, pantotenato y biotina.
Homeopatía
Thallium aceticum CH6, Arsenicum CH4, Lycopodium CH3, Sílice CH4, Acidum phosphoricum CH12.

Caspa

No existe una edad ni condición física y ni siquiera sexo, en la cual no se declare esta antiestética enfermedad. Las placas blancas son de tamaño muy diverso, con partículas grasas o sin ellas y se desprenden con facilidad con el simple roce del viento o el movimiento al andar. En los casos intensos puede abarcar hasta las cejas y los párpados, además de declararse picor intenso.

La causa más probable está en el uso de champús muy enérgicos contra la grasa, lo que provoca una descamación superficial del cuero cabelludo por resecamiento. Otras causas menos frecuentes se deben a problemas emocionales crónicos y polución ambiental.

El tratamiento debe incluir forzosamente el abandono de champús contra la grasa que pueden ser sustituidos provisionalmente por aquellos que contengan selenio o zinc. También son muy eficaces las lociones naturales con Tomillo, Bardana, Própolis y Lúpulo, totalmente inocuas y que, además, favorecen el crecimiento del pelo.

Grasa

El pelo grasiento también es una anomalía muy frecuente y que produce no pocos rechazos entre quienes lo perciben, ya que, además, suele ir unido a un cutis igualmente graso. El problema se extiende por detrás de las orejas, en los conductos auditivos internos, las cejas, los pliegues de la nariz y el puente nasal, siendo la causa más frecuente la genética, el abuso de champús y jabones muy enérgicos, y los problemas de hígado. También se observa en personas tímidas y rencorosas, así como en quienes consumen mucha charcutería.

En cuanto al pelo y si solamente se observa en esa zona, hay que pensar siempre en una mala elección del champú. Un cosmético muy enérgico contra la grasa produce un efecto de rebote de tal intensidad que en apenas dos días después del lavado el pelo tiene más grasa que antes.

Los continuados esfuerzos por eliminar la grasa, siempre con nuevos y potentes champús, va generando cada vez más grasa y haciendo el problema muy difícil de solucionar, hasta el punto que la persona afectada se tiene que lavar la cabeza incluso mañana y noche, lo que le agudiza el mal aún más. La solución es pues muy sencilla: hay que utilizar un champú normal, espaciar lo más posible los lavados y realizar enjuagues con zumo de limón.

PRODUCTOS NATURALES PARA EL PELO

Acondicionador
Los mejores son los aceites de romero para pelo graso y los de lavanda para los secos y normales. Bastan unas gotas después del aclarado y se distribuye con el cepillo o mediante un ligero masaje.

Suavizantes
Se mezcla aceite de oliva con esencia de romero o extractos de salvia y consuelda. Se puede preparar también hirviendo a fuego muy lento el aceite con hierbas de las plantas recomendadas.

Vitalizantes
Son enjuagues acuosos que se emplean después de haber aclarado el pelo de jabón. Se utiliza mucho el vinagre de manzana mezclado con hierbas como el abrótano macho, el romero, la ortiga verde o el lúpulo. Hay que dejarlos actuar unos minutos antes de emplear el secador.

Reforzantes del color
Para el pelo oscuro emplear nogal, clavo, henna y romero.
Para el pelo rubio, manzanilla y caléndula.

ENFERMEDADES DE LA PIEL

Acné

Aunque se considera una enfermedad muy benigna y que desaparece por sí sola, el hecho de que se declare precisamente en la juventud, una época en la cual el aspecto físico se valora mucho, obliga a prestar atención a las personas que lo padezcan. Se trata de una enfermedad inflamatoria en la que salen pápulas, nódulos inflamados, pústulas y en ocasiones quistes llenos de pus. Se piensa que la causa es muy compleja e intervienen problemas hormonales, abundancia de grasa, bloqueo de las glándulas sebáceas y microorganismos que se desarrollan con facilidad.

En los casos leves, en el acné superficial, se pueden producir quistes de gran tamaño por la manipulación torpe de las espinillas, mientras que en el acné profundo el pus es frecuente aún sin manipular las lesiones. Pueden quedar cicatrices una vez desaparecidos los granos y hasta extenderse al cuello, los hombros y la espalda.

Se agudiza en los meses de invierno, disminuye con la acción del sol y el calor, y la dieta rica en grasas animales y chocolate agudiza el problema. No se debe lavar la piel con jabones antibacterianos, aunque pueden emplearse los que llevan azufre, resorcina o plantas medicinales.

Para quitar las espinillas se pone una cataplasma caliente de Bardana y posteriormente con un algodón se puede sanear la piel. De todas formas, hay que evitar quitar las costras ya que se puede retrasar la curación y quedar cicatrices. Cada pústula solamente se puede manipular una sola vez.

La luz solar puede ayudar a que se sequen las lesiones y el ácido retinoico tiene también buenos efectos locales, aunque debe emplearse con precaución.

El mejor tratamiento y el más inocuo sigue siendo el natural, el cual consiste en:

Lavarse la cara con un jabón a partir de azufre, própolis o Bardana.

Ponerse emplastos de arcilla una vez al día la cual se puede mezclar con infusión de Bardana o Tomillo.

Si la pústula es muy grande y está infectada con pus, se darán toques con extracto de Bardana o Própolis.

Cuando exista también piel grasa ayuda mucho enjuagarse con agua de limón.

Internamente se tomará también infusión de Bardana, así como vitamina A y el complejo B.

También se recomienda tomar en ayunas aceite de oliva mezclado con unas gotas de limón, lo cual estimulará el hígado y vaciará la vesícula biliar de bilis, lo que influirá decisivamente en una buena función digestiva, especialmente de las grasas.

Una infusión depurativa, que podemos tomar antes de las comidas, consiste en una mezcla de Regaliz, Cardo Mariano, Alcachofa, Grosellero negro y Gayuba, aunque también es muy eficaz mezclar Cola de caballo, Diente de león, Romero, y Centaura menor.

Después de las comidas se puede tomar otra mezcla, sustituyendo al café, a base de Malvavisco, Malva flor, Grosellero negro, Ortiga verde y Achicoria, las cuales ayudan la labor depurativa estimulando las funciones intestinales.

Otros remedios consisten en darse baños de asiento fríos (en invierno serán templados.)

Hirsutismo (vello)

Se trata de la abundancia de vello en zonas en las que habitualmente no tiene que salir, bien sea por su localización o por razones de sexo. Las mujeres son especialmente sensibles a ello y se impone una corrección inmediata ya que puede causar serios trastornos emocionales y sociales.

Suele tener una causa hereditaria y lo encontramos en los países mediterráneos, aunque es muy frecuente en la menopausia o en una enfermedad que se llama porfiria. Es una consecuencia de algunos tratamientos hormonales o por alteración de las glándulas endocrinas suprarrenales, hipófisis o por un trastorno de los ovarios.

Localmente se emplean los depiladores químicos, el arrancamiento, terapia con láser, el afeitado y la cera, así como la decoloración del vello. Las mujeres pueden responder a un diurético como la espironolactona, aunque debe utilizarse exclusivamente mediante tratamiento médico y por tiempo muy corto.

Se recomienda especialmente el empleo de la planta Sabal serrulata, empleada para problemas prostáticos y que tiene un efecto secundario que puede mitigar el hirsutismo femenino de origen hormonal. Localmente se emplea con éxito el jugo de Jacinto fresco.

Hiperhidrosis (sudor)

Se refiere a la sudoración excesiva, la cual puede ser generalizada o localizada en las manos, las axilas, la planta de los pies, las mamas o las ingles.

En los casos graves y crónicos la piel queda afectada y da lugar a fisuras y descamación, siendo frecuente cuando son los pies o las axilas los que acusan la enfermedad, el que se genere también mal olor por la descomposición de los ácidos grasos de la piel o de las bacterias causantes del mal olor.

Las causas son diversas y entre ellas tenemos las infecciones cutáneas por hongos o bacterias, fiebre persistente o hipertiroidismo, aunque es mucho más frecuente el aumento de la sudoración por problemas emocionales imposibles de controlar por el enfermo. En estos casos son las manos y la frente las más afectadas.

Lo mejor es tratar la enfermedad causante si la hubiera, como es el hipertiroidismo y acudir a un psicólogo cuando el motivo sea emocional. De todas maneras, en aquellos casos en los cuales el problema exista con una determinada persona o circunstancia, como por ejemplo salir a hablar en público, realizar un examen o tener que confraternizar con una persona que nos guste mucho, el tratamiento es mucho menos eficaz ya que no existe una patología definida, sino circunstancial.

Una vez descartadas las enfermedades de tipo general o infeccioso, la manera local de tratar el olor de pies es mediante los baños en infusión de Laurel. Otros tratamientos locales para los pies y las axilas se preparan con camomila, avena, borraja, eucaliptos, yemas de pino, saúco, tilo, manzanilla o vinagre de manzana. Unas gotas de esencia de Própolis, e incluso un poco de lejía, corregirán los casos más rebeldes. Localmente, una solución de cloruro de aluminio con vitamina E hidrosoluble, suele proporcionar efectos correctores muy sólidos. El agua de arcilla se puede utilizar tanto localmente como internamente para depurar.

Un alimento especialmente adecuado son las fresas y la clorofila en pastillas o jarabe.

Para el sudor de las manos es útil sumergirlas en agua con salvado.

Para el de pies se emplea el aceite de ciprés o el de lavanda, así como la bergamota y la salvia.

Internamente se tomarán infusiones de diente de león, cola de caballo y romero, cuando se necesite un tratamiento depurativo. En los sudores de tipo nervioso da buen resultado la melisa y la mejorana, y en los de naturaleza endocrina la hierba por elección es la salvia, la cual se puede incluso utilizar en cualquier otro caso. La esencia de ciprés es útil si sospechamos un factor de tipo circulatorio.

Se tomarán complementos de vitamina B1, y lociones de vitamina E aplicada directamente en la axila para corregir fácilmente la descomposición de la grasa cutánea.

Suplementos necesarios son el manganeso y el magnesio. Respecto a la homeopatía se emplean Natrium muriaticum CH7, Silice 6DH, Sulphur 4CH.

Lunares

Un lunar no tiene porqué afectar negativamente a la estética de la piel e incluso en ocasiones se considera algo erótico si está situado cerca de zonas erógenas. Sin embargo existen otro tipo de lunares o nevos, que por su tamaño, color o consistencia, pueden ser desagradables para la persona que los padece. Suelen aparecer desde la niñez, incluso en el momento del nacimiento, y agrandarse en la juventud y durante el embarazo, degenerando en ocasiones a formas malignas que requieren un tratamiento médico inmediato.

Los lunares pueden ser **compuestos**, con formas oscuras y algo elevados; **junturales** con un color pardo o negro que se desarrolla en la planta de los pies o la palma de las manos; **intradérmicos** cuyo color es muy variable y pueden tener pelos o verrugas; en forma de **halo** con un anillo despigmentado que les rodea, o **displásicos** que son lesiones irregulares de color pardo oscuro.

Normalmente no se recomienda ningún tratamiento para eliminarlos, aunque si se agrandan con el paso de los años puede ser necesario analizar su contenido por si está degenerando en una forma maligna. Por ello si se agranda, si cambia de forma, si se vuelve oscuro, sangra, se inflama, pica, duele o se ulcera, se hace imprescindible acudir a un especialista. En los casos en los cuales el lunar tenga pelos la extirpación se recomienda necesaria.

Para los casos muy benignos se puede utilizar lociones o cremas a base de Milenrama, pero sus resultados son muy pequeños. Otro compuesto, en esta ocasión químico, es la hidroquinona, un blanqueante definitivo e irreversible de la piel.

Los llamados **nevos displásicos** son unas lesiones pigmentadas de forma irregular, de un tamaño entre 5 a 12 mm y normalmente hereditarios. Suelen aparecer en zonas cubiertas como el pecho, las nalgas y el cuero cabelludo y proliferan enormemente hasta el extremo de poderse detectar 10 nevos e incluso en algunos casos llegan hasta 100, siendo normal que proliferen después de cumplir los 35 años.

La recomendación esencial es que no se expongan al sol sin utilizar un protector solar de al menos 15.

Los **angiomas** consisten en lesiones debidas a defectos en los vasos sanguíneos y localizados en la piel, el tejido subcutáneo y hasta en el sistema nervioso central. Suelen ser de naturaleza hereditaria y se cree que al menos una tercera parte de los recién nacidos presenta alguno, aunque suelen desaparecer con el paso de los días. Los que persisten crean problemas estéticos, pueden crecer durante los primeros meses y regresar hacia los 5 años. Existen angiomas **capilares** con forma de fresa, **cavernosos** que poseen grandes espacios vasculares, o con forma de **araña** que se debe a una arteriola con pequeñas ramificaciones que simulan una araña.

En cualquiera de ellos se utilizan corticoides, cirugía, láser, electrocoagulación, hielo seco o inyecciones esclerosantes, aunque ello requiere un diagnóstico previo muy preciso y el trabajo de un buen experto.

Los tratamientos naturales en aquellas formas con componente vascular pueden tratarse tomando infusiones de Milenrama y Gingko Biloba durante varios meses, aunque los resultados suelen ser mediocres y en ocasiones nulos. La cáscara del limón y el oligoelemento Cobalto, también son otra ayuda a tener en cuenta, así como los complementos de vitamina B-2 y los toques locales con Própolis o caléndula.

Verrugas

Se trata de tumores epiteliales frecuentes, producidos por virus y por tanto muy contagiosos, que en ocasiones pueden degenerar en procesos malignos. Son frecuentes en niños y ancianos y su tamaño depende más que nada de la manipulación que se les practique. Pueden desaparecer poco a poco incluso sin tratamiento, aunque en muchas ocasiones persisten durante años, resisten a cualquier tratamiento, e incluso los intentos por quitarlas conducen a su proliferación en lugares distintos.

Las verrugas estropean ciertamente la estética, aunque afectan más a la persona que las padece que a quienes las miran, pero los complejos son muy frecuentes en las personas jóvenes. Las podemos encontrar en las manos, los genitales, alrededor de la boca, en la cara, la nariz y región anal. Las mujeres son muy propensas a padecerlas en los genitales externos y se conocen casos de verrugas en la laringe, los pulmones y la vesícula biliar.

No existe un tratamiento idóneo para curarlas y la mayoría de los médicos aconsejan no tocar las que sean antiguas. Las recientes y pequeñas se podrán eliminar aplicando colodión de ácido salicílico y ácido láctico hasta su total desaparición.

Los especialistas suelen utilizar la crionización (congelado) con nitrógeno líquido, la electro coagulación o la cirugía con láser.

En medicina natural se emplea la esencia de Tuya, de efecto lento aunque con posibilidades de curación. La homeopatía consigue buenos resultados en los casos crónicos de verrugas muy abundantes con el Natrium shulfúrico, aunque su efecto es a largo plazo.

El jugo fresco de la **Celidonia** es un remedio tradicional que cuenta con bastantes seguidores, aunque para ello hay que tener a mano plantas silvestres, lo que no siempre es posible. Este jugo de color amarillento se encuentra en el tallo hueco de la planta y se debe aplicar una gota sobre la verruga, procurando que no toque la piel sana ya que es ligeramente corrosivo.

Clasificación y diferenciación de las verrugas:

Verrugas vulgares
Son las más difundidas y las que menos se pueden convertir en malignas. Están bien delimitadas, son rugosas, de forma irregular aunque con cierta frecuencia redondas, de color diverso y con un tamaño que oscila entre los 2 y los 10 mm.

Aparecen en zonas sometidas a traumatismos o que tengan un roce continuado y se pueden extender por contagio a cualquier otra zona corporal.

Verrugas planas
Habitualmente son benignas, son lisas, planas, de color amarillo-pardo, y se dan con más frecuencia en niños y jóvenes en lugares en los que ha existido rascado frecuente.

Verrugas periungueales:
Son igual que las vulgares pero localizadas en la zona de la ingle.

Verrugas de carnicero:

Como su nombre indica, son formas benignas que se dan en los manipuladores de carne.

Verrugas irregulares:

Pueden adoptar forma de coliflor y aparecen en la cabeza, cuero cabelludo y barba.

Verrugas en mosaico:

Son verrugas muy pequeñas que se agrupan y que se desarrollan en la planta del pie.

Verrugas plantares:

Se trata de formas vulgares, aplanadas por la misma presión del pie y que son muy sensibles y con tendencia a las hemorragias.

ALTERACIONES EN EL TEJIDO CONJUNTIVO

Celulitis

Aunque la celulitis propiamente dicha no es aquella enfermedad de tipo estético normalmente conocida, sino otra con componente infeccioso, lo lógico es analizar ambas ya que tienen muchos puntos en común. La celulitis verdadera consiste en una inflamación aguda, difundida por los tejidos sólidos, con edema, infiltración de leucocitos y que se localiza con preferencia en la piel y el tejido subcutáneo.

La forma infecciosa está causada por unas enzimas que producen los microorganismos, lo cual produce la necrosis de las células y que se dan en personas con disminución de sus defensas. Su tratamiento exclusivamente dirigido por un médico consiste en la aplicación de penicilina.

La **celulitis común** suele afectar a las extremidades inferiores, los muslos, el vientre, las caderas, las nalgas e incluso la nuca. Hay hipersensibilidad en esa zona, la piel adquiere un aspecto de cáscara de naranja y existe también una infiltración grasa en el tejido subcutáneo que provoca endurecimientos, nudos y engrosamientos. Con el tiempo el volumen de la zona afectada aumenta y si pinzamos con los dedos encontraremos un engrosamiento anormal, así como pequeños nódulos bien definidos y quizá dolorosos. En ese estado, la piel tiene ya el aspecto de la cáscara de la naranja y está pegada ya a los tejidos profundos, careciendo de movilidad.

Aunque no se conocen con precisión las causas, es obvio que tiene que existir al menos un trastorno hormonal ya que el hecho de que se declare solamente en la mujer nos indica ese camino. Lo que sin embargo desconcierta es que se pueda declarar a cualquier edad, incluso en chicas de apenas quince años, delgadas, lo mismo que puede detectarse en deportistas y mujeres que siguen regímenes vegetarianos.

Todas las causas sugeridas para esta enfermedad quedan en entredicho cuando tratamos de encontrar una tipología concreta de las personas afectadas. Tampoco está clara la propia definición de la celulitis común, ya que mientras hay quien sostiene que en realidad se trata de una intoxicación grasa, ya que los nódulos y depósitos de grasa están sumergidos en un líquido seroso, existe también un estancamiento de la circulación sanguínea y un edema que sugiere acumulación de líquidos. Si unimos todas estas patologías podemos pensar entonces en un trastorno metabólico, más que hormonal, pero si así fuera los hombres también lo padecerían con la misma intensidad y frecuencia, lo que no ocurre.

Quizá lo que en realidad ocurre es la suma de todas las teorías, esto es, que existe un trastorno hormonal en la producción de estrógenos y que esto lleva a un problema metabólico en el cual no se eliminan adecuadamente las grasas ni los líquidos. La acumulación de estas sustancias en el tejido subcutáneo produciría, por estrangulamiento, el problema circulatorio añadido.

Pero ¿qué puede hacer la mujer normal, que no disponga de tanto tiempo y dinero, para eliminar su celulitis? Estas son las recomendaciones:

Visitar primero al médico por si existiese una causa hormonal importante, ya sea por amenorreas, dismenorreas o menopausia.

Eliminar de la alimentación los hidratos de carbono refinados, como son el pan, harinas, dulces o pastas italianas. Dado que el problema no está en el alimento en sí, sino solamente en el refinado, consumiendo alimentos integrales podemos seguir saboreando esas comidas.

Reducir algo el consumo de sal, pero en lugar de eliminarla cambiarla por sal marina o en su defecto por sal de apio o yodada.

Comer abundancia de verduras y hortalizas, pero no mezclarlas con productos cárnicos de cerdo o vaca. Se puede añadir algo de carne de pollo, pavo o conejo.

Tomar frutas en abundancia, en especial piña y cerezas.

Después de las comidas, tomar una infusión de **rabos de cereza** y **estigmas del maíz**.

Otras plantas medicinales que le ayudarán son:

La cola de caballo por su acción diurética y remineralizante

Las hojas de abedul porque eliminan los edemas de las piernas

El enebro por su efecto purificador

La ortiga verde por el gran aporte de minerales y vitaminas, así como por su acción depurativa.

La ortiga blanca regula los trastornos del período.

La bolsa de pastor es una planta antihemorrágica que refuerza además los capilares y las venas, impidiendo que se dilaten.

Tome una semana al mes suplementos de hierro, especialmente hierro asimilado en levadura que encontrará en herbolarios. La carencia de hierro se ha demostrado que es uno de los desencadenantes de las celulitis crónicas.

También tome suplementos de Cromo orgánico, el cual influye decisivamente en el metabolismo de las grasas y los hidratos de carbono, mejorando además la asimilación de la glucosa e impidiendo que se trasforme en grasa.

Deberá tomar suplementos de yodo, el cual con su acción directa sobre la glándula tiroides podrá estimular el metabolismo. Lo podemos encontrar en las algas fucus, kelp o kombu, así como en la sal marina, los ajos, los rabanitos y el centeno.

Practique gimnasia, pero de ningún modo que sea agotadora. Si bien la gimnasia es adecuada para reducir la celulitis, su mayor efecto está en evitar que se queden flácidos los músculos, lo que indudablemente facilitará el desarrollo de la enfermedad.

Practique un deporte moderado o escoja uno en el cual se trabajen mucho las piernas, como pueden ser las artes marciales (Kung fu, Ninjutsu o Taekwondo) o el baile. No obstante y para que el ejercicio no sea perjudicial para la circulación, después de trabajar deberá realizar una prolongada sesión de enfriamiento progresivo. Para ello, nunca suspenda el ejercicio bruscamente y modere su esfuerzo poco a poco, hasta llegar a la fase de reposo. Si es usted una deportista muy activa, quizá profesional, no se olvide que el excesivo ejercicio también puede producir celulitis, aunque sus músculos sean una roca.

En ese momento, túmbese en el suelo y ponga sus piernas hacia arriba unos minutos para que la sangre acumulada en las piernas retorne. Después dese ya la ducha y al terminar emplee agua fría en las pantorrillas durante unos segundos.

No se olvide beber abundante agua, antes, durante y después del ejercicio. El agua no engorda, no tiene calorías y no se acumula en los tejidos salvo que exista una enfermedad renal o cardiaca.

El descanso periódico le es imprescindible, ya que es en esos momentos cuando el cuerpo aprovecha para regenerarse.

Utilice sin problemas los rodillos para masajes, los guantes de crin, las duchas especiales y cuantas cremas anticelulíticas pueda comprarse. No le harán daño y siempre le mejorarán algo. Para un mejor efecto frótese la piel con el guante de crin para que se caliente y dilaten los poros, y aplíquese entonces la loción escogida ya que así penetrará mejor. En las clínicas especializadas le aplicarán tratamientos a base de vendas frías, galvanoterapia, diatermia y rayos infrarrojos, entre otros, los cuales suelen ser eficaces aunque muy caros. Si se lo puede permitir económicamente adelante.

Es muy importante que haga frecuentemente ejercicios de estiramiento para las piernas.

Los masajes frecuentes también le ayudarán bastante, aunque para ello le bastará con la ayuda de su pareja o de usted misma.

EVOLUCIÓN DE LA CELULITIS

Vamos a valorar ahora cuál es el grado de la enfermedad en que nos encontramos en el momento del tratamiento, más que nada para ver las posibilidades que existen para poder resolverla de una manera definitiva. Dado que se conocen tres etapas, si la persona afectada se encuentra ya en la fase tercera las posibilidades son pequeñas, en cuanto a la resolución total, y no hay que gastarse más dinero en productos que lo necesario.

Fase uno:

No suele verse a simple vista salvo que realicemos una presión con los pulgares en las zonas más sensibles a la enfermedad. Si mediante esa presión la piel aparece rugosa y con un aspecto similar a la piel de una naranja, querrá decir que ya existen en el interior formaciones celulíticas.

En el supuesto de que además del impacto visual se note cierto dolor a la presión, la alteración ya será más definitiva, aunque las posibilidades de detenerla y curarla pueden ser totales en mujeres jóvenes.

Fase dos:

Ya se perciben ciertos nódulos a simple vista con apariencia gelatinosa, la piel en algunas zonas adquiere la temida forma de la naranja y hasta se nota un ligero abultamiento en las zonas visibles. Todavía es posible la regresión en mujeres jóvenes, pero ya es necesario cambiar de hábitos de comida, hay que hacer algo de ejercicio y se necesitan tratamientos internos y externos.

Fase tres:

Ahora la enfermedad es muy invasiva, se extiende por los muslos, los glúteos, el vientre e incluso por los brazos, simultaneándose también con cierto grado de obesidad. Se forman protuberancias y la piel se vuelve fláccida, con lo cual oscila en cada movimiento que damos. Si la obesidad es también un proceso antiguo las posibilidades de curación totales no se conocen. Cambiando drásticamente de modo de vida, cuidando la alimentación y a base de una terapia externa muy continuada se pueden lograr grandes mejoras estéticas, pero nunca la piel volverá a ser lo que era.

Tratamientos adicionales

Cuando se declara la guerra a la celulitis todos los remedios son buenos y en la mayoría de las veces hay que utilizar varios de ellos simultáneamente si queremos lograr algún resultado. El hecho de que existan millones de mujeres de todas las edades y países con celulitis, es un dato concluyente de que el problema no tiene una fácil ni rápida solución.

El masaje

Hay quien dice que el masaje solamente adelgaza al masajista y aunque ciertamente el ejercicio lo realiza el terapeuta, los movimientos del masaje movilizan músculos, activan la circulación, quitan contracturas, potencian la linfa y ayudan a eliminar toxinas.

Cuando lo aplicamos en los muslos y las nalgas, se pretende quitar los nódulos calcificados, deshacer los depósitos de grasa en el tejido adiposo y activar la circulación sanguínea y el sudor para que mediante ellos se eliminen al exterior las toxinas que se han logrado liberar.

La sauna

Aunque el efecto depurativo es muy superficial y no logremos eliminar las toxinas internas (labor que se logra mediante la toma de plantas depurativas), permitimos suavizar la capa externa de la piel y eliminar acumulaciones de líquidos. Es importante que una vez finalizada la sauna nos demos una ducha corta con agua fría, especialmente en muslos, pantorrillas y glúteos.

Pomadas

Con el nombre de pomadas incluimos toda la amplia gama de soluciones cosméticas que existen, algunas sabiamente elaboradas. No confíe solamente en el precio de los cosméticos y busque mejor un laboratorio de prestigio y que se dedique a la investigación. Se emplean mucho las que contienen Hiedra, Fucus y Cola de Caballo.

SISTEMA CIRCULATORIO

LAS VARICES

Al igual que ocurre con la celulitis, las varices parecen acompañar la vida de las mujeres, impidiéndolas sentirse satisfechas de su figura, y por mucho que se cuiden estos dos males parecen resistirse a los mejores tratamientos. Podemos tomar como ejemplo a una mujer de treinta años, la cual se considera guapa, centro de atención para el hombre y con un cuerpo moldeado por la gimnasia. Tiene los abdominales fuertes y todos los jueves luce orgullosa su cuerpo en una piscina frecuentada por jóvenes. Tiene un psiquismo poderoso, lee libros, frecuenta el cine y el teatro y en las vacaciones recorre el mundo. Acude a los gimnasios y los clubes de vacaciones y cuando alterna con mujeres más jóvenes no se siente desplazada; son indiferentes a su edad. Pero tiene un problema que la martiriza: sus piernas. Cierto que son largas y musculadas, pero están cubiertas de finas venas varicosas. Además, se hacen especialmente visibles en la época calurosa, precisamente cuando más necesitaría tenerlas bellas.

Sus primeras varices aparecieron ya hace muchos años y nadie, ni ella misma, le dio importancia. Con el tiempo se fueron haciendo más grandes, más negras y ya ninguna crema sirvió para nada. Probó con gimnasia, medias especiales y medicamentos, pero la enfermedad seguía avanzando. Después se hicieron dolorosas, especialmente cuando permanecía en pie y decidió consultar a un cirujano plástico. Este le recomendó diferentes medios para quemarlas, esclerosarlas y hasta eliminarlas, pero el oportuno consejo de un experto en medicina natural le hizo cambiar de idea. Nada conseguiría con estos métodos, ya que el problema seguiría vigente y nuevas varices harían su aparición al poco tiempo. Por supuesto, no era cosa de ir quitando una a una todas las venas que la molestaban; la solución debería ser otra.

LA MISIÓN DE LAS VENAS

Las venas tienen como misión recoger la sangre y devolverla al corazón. Suelen ser dobles y por cada arteria hay dos venas. La arteria pulmonar está acompañada por dos venas pulmonares y entran al corazón a través de las cavas, una que recoge la sangre de la zona superior del cuerpo y otra la inferior.

La venas ilíacas, encargadas de la sangre venosa de las piernas, constan de un sistema venoso profundo que acompaña a las arterias y otro superficial.

El problema de esta zona del cuerpo es que las venas cavas inferiores llegan a las piernas después de haber recibido la sangre venosa procedente de los riñones (venas renales), de los genitales (venas espermáticas y útero-ováricas) y del intestino e hígado (vena porta). Reunido todo este complejo venoso atraviesa el diafragma, penetra en el tórax paralela a la aorta y termina en la aurícula derecha. Un recorrido ciertamente largo y tortuoso.

La estructura de las venas es algo distinta a la de las arterias, pero tan susceptible de alterarse como aquellas. La pared venosa tiene pocas fibras musculares y elásticas, siendo el principal motivo por el cual se hacen visibles enseguida.

La sangre circula en ellas a 10 centímetros por segundo (en las arterias lo hacen a 50 centímetros por segundo), y esta corta velocidad es insuficiente para que puedan volver al corazón venciendo la fuerza de la gravedad, especialmente cuando la persona está en pie. Para ayudar a la sangre están, en primer lugar, unas válvulas que solamente permiten que el fluido vaya hacia arriba, y en segundo, los poderosos músculos de las pantorrillas que comprimen e impulsan su retorno mediante fuertes contracciones. Por último, el corazón relaja su presión venosa en la inspiración y la sangre es así aspirada hacia él.

LA CIRUGÍA

A la vista de este recorrido esquemático de la circulación venosa inferior nos damos perfecta cuenta de que tratar de curar las varices solamente mediante pomadas es una pérdida de tiempo. De igual manera, la cirugía y otros remedios similares quizá terminen por agravar el problema a medio plazo. Si antes la circulación tenía que pasar al 100% del sistema venoso, al eliminar algunas de las principales (las safenas, por ejemplo), la circulación se realizará por un 80% de "tuberías". Lógicamente, y aunque al principio la persona operada note una mejoría, con el paso de los meses el problema se hará aún mayor que antes. Por tanto, la flebotomía y la criocirugía no solucionan el problema de las varices.

¿POR QUÉ APARECEN LAS VARICES?

No hay posibilidad de curar una enfermedad si antes no se conocen sus causas y se actúa sobre ellas. Sabiendo el recorrido que hacen las venas nos damos cuenta que son una suma de factores o males los que terminan causando la enfermedad conocida como varices. Siempre debemos considerar como factor principal la genética y ésta no solamente de padres a hijos, sino muy frecuentemente de abuelos a nietos. Por tanto, cualquier error en nuestra vida es posible que se lo hagamos pagar a nuestros descendientes y esto es algo que deberíamos tener en cuenta.

El flujo de las venas safenas intenta siempre retornar al corazón, pero la circulación se debe realizar a la inversa y las válvulas que impiden el retorno quizá no puedan cumplir totalmente su misión. La sangre no retornada comienza a estancarse en las piernas a través de la safena externa, se distienden las venas más débiles o las que soportan mayor caudal de sangre y las piernas comienzan a hacerse más pesadas. Este síntoma, descrito siempre así por los pacientes ("me pesan las piernas"), es una realidad. Si pesáramos las piernas antes y durante la enfermedad, veríamos que efectivamente pesan más y se hinchan visiblemente. Esto no es más que un mecanismo defensivo de la naturaleza para tratar de expulsar el exceso de líquido acumulado en las venas, e impedir que se rompan.

La circulación linfática es también responsable de este problema, pues al tratarse de un sistema para la depuración de sustancias tóxicas, cuando está sobrecargado termina perjudicando igualmente al sistema venoso, y viceversa.

Con el paso de los meses, los mecanismos defensivos vuelven a quedar sobrecargados y parte de la sangre no puede ni retornar ni salirse de manera fisiológica. La vena se dilata para acumular más sangre, se retuerce para poderse acomodar a la presión y termina estallando o con zonas necrosadas. Posteriormente y si la persona no pone los remedios adecuados, la piel pierde oxígeno a causa de la mala circulación y forma una úlcera. La patología de las varices puede seguir haciéndose cada vez más seria hasta terminar en gangrena. No obstante y a no ser que la persona se descuide totalmente, los problemas circulatorios no tienen porqué terminar así. Lo normal es que las personas afectadas (un 60% de la población femenina occidental), acusen solamente el síndrome de las "piernas pesadas", ligera hinchazón de los tobillos en los días críticos del período y, lo que más las preocupa, el aspecto estético de una venas visibles desde el exterior.

Para solucionar de una manera definitiva el problema de las varices hay que actuar sobre su causa y ésta puede ser muy compleja y estar involucrados el hígado, el corazón, los pulmones y las glándulas genitales. Además, los malos hábitos de vida agravan sensiblemente el problema circulatorio. Por tanto, si atacamos el origen del mal, no solamente mejoraremos las venas afectadas, sino que también los harán los órganos enfermos. Una persona que siga un tratamiento natural bien dirigido para curar sus varices mejorará también su salud en general.

Las causas:

Sedentarismo
Hemos visto cómo las venas son comprimidas por los músculos gemelos y que éstos, mediante las contracciones, proporcionan un masaje a la pared venosa que ayuda a impulsar la sangre hacia arriba. Estas mismas contracciones impiden que la luz venosa (el espacio interior), aumente y por tanto impida la acción de las válvulas.

Todos somos conscientes de que el coche, el trabajo y la vida en las grandes ciudades son un enemigo de la buena forma física. Pero no basta con salir al campo los fines de semana y correr 5 kilómetros para recuperar la salud de los músculos de las piernas, ya que incluso es posible que el ejercicio sea perjudicial. Una vez finalizado el esfuerzo intenso la sangre tiende a acumularse en las pantorrillas, dilatando las venas, y si no tenemos la precaución de ponerlas en alto unos minutos para que se enfríen y la sangre descienda, el ejercicio se volverá en nuestra contra.

De otro lado, permanecer sentados es igualmente perjudicial, mucho más si se tiene la costumbre de recoger las piernas hacia atrás o, peor aún, de poner una encima de otra. En ambas posiciones las venas situadas detrás de la rodilla quedan comprimidas. Siempre que se pueda hay que mantener las piernas estiradas cuando estamos sentados, estirando y encogiendo los pies para así obligar a los gemelos a que proporcionen un masaje a las venas.

El calzado

Poco a nada hay que hacer cuando la persona calza zapatos inadecuados. Un zapato con un tacón superior a los dos centímetros ocasiona la contracción involuntaria de los músculos gemelos, efecto que aumenta en la misma medida en que el tacón es más alto. Esta contracción de los músculos encargados de activar la circulación venosa para que retorne al corazón ocasiona el estancamiento de la sangre y la consecuente dilatación de la pared venosa. Así, poco a poco, las venas comienzan a dilatarse, a estrangularse, comprimidas sin remedio por un músculo que nunca se relaja a causa de ese nefasto tacón. Si a esto añadimos el uso de medias (incluso aquella que se anuncian como "medias descanso",) o calcetines apretados, el problema se agudiza y pronto se hará irreversible.

Los alimentos

He aquí otro factor importantísimo y al que apenas se le da importancia. Demasiado refinada, carente de vitaminas y sales minerales indispensables y sobrecargado de grasas saturadas,

117

nuestra alimentación occidental es nefasta para las venas. La pared venosa se recubre de grasas y el paso del oxígeno al exterior, así como el de los productos de deshecho, se realiza con dificultad. El resultado es una falta de oxigenación y una pared poco elástica, pronta a romperse.

La carencia de fibra alimenticia también es otra causa importante, ya que su presencia logra arrastrar y eliminar por heces residuos, tóxicos y grasas saturadas, los cuales pueden pasar al torrente sanguíneo y por tanto a las venas. De igual manera, la carencia de sales minerales y oligoelementos, en especial el cobalto que evita el vaso espasmo y el selenio como antioxidante, y de ciertas vitaminas esenciales para las venas, como son la C, E y PP y los flavonoides, acrecientan y hacen más serio el problema vascular.

Otras causas igualmente importantes son el consumo de tabaco el cual, a causa de la acción espasmódica de la nicotina, comprime las venas impidiendo que fluya la sangre. El estreñimiento, a su vez, ocasiona que multitud de sustancias de deshecho que deberían ser evacuadas al exterior, sean reabsorbidas por el colon y después de pasar por el riñón entren en la circulación venosa.

El sobrepeso con su exceso de grasas que se infiltran en las venas alterando la composición de la pared venosa, aportando también progestágenos y estrógenos, lo mismo que la menopausia que impide con su alteración hormonal la buena circulación arterial, y la píldora anticonceptiva (demasiado rica en hormonas), son otros de los factores que, sumados a los anteriores, contribuyen a que las varices sean un mal difícil de corregir.

No terminan ahí, sin embargo, las causas de las varices, ya que existen dos más igualmente importantes: una de ellas es el calor. Con su acción, las venas superficiales se dilatan, se vuelven demasiado permeables dejando pasar el líquido plasmático a los tejidos circundantes y las piernas aumentan de espesor. El reflujo de la sangre acumulada entonces en las venas profundas se hace mal y la sangre estancada no retorna adecuadamente al corazón. Si a este efecto del calor (producido por el sol o los baños calientes), le sumamos la sauna y la depilación en caliente, ya tenemos otras causas nuevas para generar varices de importancia.

El calor

Tan divulgados están los baños de sol que la mayoría de las personas siguen creyendo que son beneficiosos. ¿Cómo recelar de algo que hacen millones de personas de todo el mundo? Pero piensen de nuevo en esa pobre vena, situada casi a flor de piel, sometida al calor continuado de un sol frecuentemente intenso. Pronto comenzará una intensa dilatación, mientras que su pared se debilitará hasta el extremo en que ya no podrá volver a retornar a su posición anterior.

Y si el sol, con su calor, es muy perjudicial, no lo es menos el agua caliente de ese baño que tan placenteramente toma durante al menos media hora. Puesto que el agua es mejor conductora de la temperatura, la acción es aún más perjudicial que la del sol.

En resumen, podemos enumerar brevemente las causas que provocan las varices, teniendo en cuenta que cuántas más sumemos en una misma persona, menos posibilidades tendremos de curación.

Alimentarias: Carencia de fibras, exceso de grasas animales (saturadas), carencia de cobalto, selenio y vitaminas C, E, PP y flavonoides.

Hereditarias: Padres o abuelos con varices, flebitis o hemorroides.

Hormonales: Trastornos del período, menopausia o ingestión de hormonas.

Físicas: Falta o exceso de ejercicio. Permanecer en pie, sentada con las piernas recogidas o con una encima de la otra.

Calor: Ya sea producido por el sol, los baños calientes o la depilación con ceras.

Externas: Masajes realizados vigorosamente y mucho más si golpean los músculos que rodean las piernas. Zapatos de tacón alto o medias con ligas. Fumar.

Enfermedades: Alteraciones hepáticas especialmente, circulatorias, renales, estreñimiento o degenerativas.

Las soluciones

Qué duda cabe que toda solución debe ir acompañada por la eliminación de la causa y mucho más si las causas son múltiples. En aquellas que puedan ser solucionadas por el mismo enfermo no debe intervenir el médico, sino solamente recordarle su insensatez. Si la persona sigue empeñada en arruinar su vida es asunto suyo.

Si a pesar de que la persona afectada pone todo su empeño en solucionar su problema y no lo consigue de manera inmediata, éste sería el tratamiento natural aconsejado:

1- Infusiones o extractos de **Milenrama** y **Ginkgo Biloba**, incluso mezclados con comprimidos de las mismas plantas. Hay que tener en cuenta que una planta medicinal puede ser más útil utilizando la parte soluble en agua caliente (infusión), más la soluble en alcohol (extracto) y aún más con la parte seca y bruta (comprimidos). No obstante, lo mejor es probar al principio con los extractos de varias plantas sinérgicas. Otra planta medicinal especialmente útil es el **Arándano**, en especial sus frutos, ya que refuerzan la pared vascular e impiden la dilatación de la vena, mejorando también la oxigenación. También se le conocen propiedades buenas al **Ruscus**, **Hamamelis**, **Castaño de Indias**, Ciprés e Hipericón.

2- El Harpagofito nos servirá para reducir la inflamación, la Salvia si los problemas se agudizan en los días del período o en la menopausia y la Cola de caballo si existen edemas en los tobillos.

3- Localmente son muy útiles las compresas frías de Bardana con arcilla, los extractos de Ciprés y yemas de Pino y los baños fríos de pantorrilla con Romero.

4- Alimentos especialmente útiles son la cáscara de naranja y limón, el ajo crudo, el perejil, los pimientos verdes, la cebolla, la col y todos los cítricos.

5- Como suplementos tenemos a la Jalea Real y el Polen, y como minerales imprescindibles al Cobalto, el Flúor, el Sílice y el Litio. Las vitaminas más importantes son la A, C, E, PP y los flavonoides.

PROBLEMAS ENDOCRINOS

OBESIDAD

Si no fuera una alteración que provocase además un problema estético, con toda seguridad la obesidad no hubiera sido considerada una de las enfermedades más importantes, tanto por enfermos como por los médicos. En el supuesto que el concepto de belleza no estuviera ligado con la delgadez y la gordura como deformidad de este mismo concepto, nadie estaría tan obsesionado por "recuperar la figura" como lo está más del 50% de la población occidental. Y lo mismo podemos decir de la calvicie, la palidez del rostro, la baja estatura o el olor de las axilas, valgan como ejemplo, anomalías éstas que no debieran considerarse como enfermedades o problemas a combatir, ya que son innatas a la condición humana.

Pero la estética corporal es un valor en alza, las mujeres son especialmente víctimas de esta valoración, y esto conlleva a una obsesión por estar dentro de estos cánones de la belleza ya que sabemos que con un cuerpo hermoso es más fácil que se encuentre trabajo, pareja y hasta felicidad. No debiera ser así, pero basta con echar una ojeada a los anuncios demandando personal laboral para encontrar siempre la misma frase que nos exige "buena presencia". Pero es que además las personas obesas son objeto de burla en las películas, la televisión y la publicidad, cuando no en los colegios y en el trabajo. Y aunque ellos, los obesos, lo tomen aparentemente con filosofía y nos digan "más vale que sobre a que falte" o nos enseñen orgullosos su "curva de la felicidad", lo cierto es que la sociedad les ha creado un sentimiento de culpa, de glotones, que en cuanto pueden realizan por fin el

121

régimen de adelgazamiento que les hará recuperar su peso ideal. De nada les vale el saber que numerosos personajes populares y hombres de ciencia han sido personas gordas, como tampoco les consuela que el amor es ciego y que siempre encontrarán su media naranja que les ame por lo que son, incluidos los kilos de más.

Del mismo modo que hemos aprendido a amar a los animales enormes (ballenas, elefantes, hipopótamos) y no los consideramos despreciables por su volumen, llegará un día en que los seres humanos no establezcamos unas tablas de belleza tan rígidas que muy pocos puedan estar dentro de ellas, no creando nunca más sentimientos de frustración y amargura a quienes no podemos estar dentro de esa línea, elaborada con seguridad por algún privilegiado corporal pero corto de mente.

Se dice que la obesidad está causada por un exceso de comida, la cual al no poderse quemar se transforma en materia grasa que se deposita en el tejido adiposo. Se habla entonces de calorías ingeridas, no consumidas y de la necesidad de equilibrar lo que comemos con lo que gastamos. También se recomiendan ciertos tipos de alimentos, se restringen otros y se buscan culpables cuando el problema no se resuelve.

Al final, la obesidad sigue presente, es ya un mal endémico en occidente y a pesar de tantos científicos, nutrólogos, endocrinólogos y clínicas de adelgazamiento, las personas siguen gordas y nuevas generaciones se incorporan a esa patología rebelde a cualquier tratamiento.

La conclusión en sí parece bien sencilla: si la obesidad no se cura y además es tan difícil lograr resultados definitivos, lo más probable es que aún hoy no sepamos las verdaderas causas y estemos estableciendo dogmas sin una base real. Por ejemplo: se habla de exceso de alimentación, cuando en realidad habría que hablar de alimentación inadecuada. Se establecen tablas de pesos medios que llevan a los médicos y a los pacientes a errores al considerar obesos a personas normales y a no tener en cuenta las obesidades localizadas, bastante más frecuentes que las que abarcan todo el cuerpo.

Para clarificar un poco las cosas vamos primeramente a establecer unas pautas de valoración:

Hay que saber si verdaderamente estamos gordos o no, si tenemos un ligero sobrepeso o simplemente nuestro cuerpo ya no guarda las formas armónicas de antes.
En este sentido pueden darse las siguientes diferencias:
Es posible que seamos obesos por genética, desde niños, y por tanto las posibilidades de alterar nuestra herencia sean muy pocas y hasta desaconsejables, especialmente si nos consideramos sanos y satisfechos emocionalmente.
Pudiera ocurrir que en los últimos años hayamos engordado casi diez kilos o menos, por lo cual nos sentimos pesados, menos ágiles y tengamos que confesar que efectivamente existe una gran diferencia entre lo que éramos y lo que somos.
También pudiera darse la circunstancia de que con el paso de los años hayamos echado un poco de barriga, que nuestra papada se redondee y que los glúteos empiecen a tener un tamaño menos razonable del deseado. Este proceso que podríamos considerar como natural, fisiológico, no se debe entender como algo patológico sino como una consecuencia de la evolución, de la misma manera que no consideramos patológicas a las arrugas o la pérdida de la memoria.

La obesidad hay que considerarla de una manera personal, nunca colectiva ni estándar.
Solamente nos interesa *nuestra* obesidad, no la del resto y por eso las tablas de pesos y medidas no sirven para nada.
Cuando queramos saber lo que ha ocurrido en nuestro cuerpo y si verdaderamente no es aceptable, hay que tener en cuenta el desarrollo y el peso que hayamos tenido en los últimos diez años, sin olvidar los posibles cambios de trabajo o actividad que hayan ocurrido.
Deberemos indicar al médico el peso aproximado que teníamos cuando nos considerábamos delgados, pero sin remontarnos a años demasiado lejanos. Si no lo hacemos así, el facultativo solamente tendrá en cuenta lo que ve en ese momento y lo com-

parará con las cifras medias de la población. Esta valoración le llevará a tratar de meternos dentro de los límites medios, lo que será un error.

La mejor báscula es el espejo y si las proporciones actuales siguen dentro de una línea razonable, teniendo en cuenta el deterioro propio de cada edad, no debemos considerarnos obesos aunque pesemos cinco kilos más que antes.

Solamente hay que acudir al médico cuando estemos a disgusto con nuestro peso, pero nunca por una cuestión de estética. Si a pesar del aumento de kilos nos sentimos tranquilos y felices con los cambios, no hay motivo alguno para perder peso.

Bajar de peso hasta alcanzar esa supuesta cifra idónea no nos garantiza estar más sanos, más bien, quizá empeoremos nuestra salud y nos encontremos peor que antes. No basta con tomar suplementos de vitaminas para no tener carencias, ya que el cuerpo humano necesita cientos de nutrientes y las vitaminas son solamente uno de ellos.

Como final, es usted la única persona que debe decidir bajar o no de peso. Ni sus amigos, familiares y ni siquiera el médico, deben decidir por usted. Nuestro consejo es que si se encuentra bien con sus kilos de más, deje las cosas así y procure llevar una vida saludable.

Otros consejos importantes:

Es usted quien decide perder peso y por tanto el que debe poner los remedios para ello. No se trata de tomar tal o cual pastilla y seguir su ritmo de vida. Tendrá que renunciar a cosas que hasta ahora le gustaban e imponerse una serie de sacrificios que quizá no le gusten. El médico o el dietista le aconsejarán, pero el camino deberá recorrerlo en solitario.

No sacrifique también a toda su familia en su programa contra la obesidad, ni se pase todo el día comentando con sus amigos los kilos que pierde.

Si tiene que pesarse hágalo una vez por semana, a la misma hora, en la misma báscula y con la misma ropa. No esté pendiente diariamente de los gramos que ha podido bajar.

En el supuesto de que no obtenga resultados inmediatos no cambie de médico; coméntele la pobreza de sus resultados pero no le culpe a él de ello, sino a usted mismo. No siempre podemos conseguir el estado de salud que nos gustaría.

No crea que acudiendo a un médico "particular" conseguirá mejores resultados. La mayoría de las veces solamente conseguirá bajar de peso espectacularmente en unos días y los cogerá después con la misma facilidad, justo cuando ya haya abonado la factura. Tenga en cuenta que a los especialistas de lujo les interesa unos resultados inmediatos por cuestiones de prestigio y si al cabo de unos meses está igual de gordo que antes le culparán a usted.

Los kilos perdidos con rapidez se vuelven a ganar con la misma velocidad. Tenga paciencia y si ha invertido diez años en engordar quizá necesite por lo menos tres para adelgazar. No quiera convertir esos diez años en diez meses.

No se marque cifras idílicas, ni trata de recuperar además la belleza que tenía a los 20 años. Sea realista y acepte que el proceso de envejecimiento es irreversible.

No se fije en esas personas que le dicen que ellos perdieron 20 kilos en tres meses y no los han vuelto a coger. No le están contando toda la verdad.

Las dietas drásticas, rigurosas y con acento masoquista no son adecuadas. No sufra cuando adelgace y busque un modo placentero de ganar salud. Si tiene hambre, se siente débil o deprimido, abandone el régimen.

Los regímenes de adelgazamiento no suelen dar más belleza al cutis y en muchas ocasiones son motivo de nuevas arrugas. Tenga cuidado y adelgace muy lentamente para dar tiempo al cuerpo y a la piel a que se vayan modificando.

EL PROGRAMA DE ADELGAZAMIENTO

Estas son algunas normas generales aplicables a cualquier tipo de persona y peso:

Al principio, evite solamente aquellos alimentos que se consideran perjudiciales, no por su contenido calórico sino en cuanto a su procedencia. En este sentido empiece por eliminar todo aquello que procede del cerdo (incluidos los embutidos y el jamón serrano) y del cordero. Puede que con ello sea suficiente para que comience a perder peso paulatinamente sin pasar hambre ni perder energía.

Si quiere seguir perdiendo peso sin esfuerzo y ganando salud al mismo tiempo, tenga en cuenta que los alimentos más saludables son aquellos que están más lejos de nuestra escala evolutiva. Me explicaré: cuanto más similar a nosotros, los humanos, es el alimento más perjudicial es, por paradójico que le pueda parecer. No es una casualidad que los trasplantes de corazón, órganos y piel, no se puedan realizar con efectividad por problemas de rechazo y ese problema persiste incluso cuando se trata de miembros de la misma familia. A corto o largo plazo, el cuerpo termina por rechazar lo que no es suyo. En conclusión: coma lo menos posible alimentos procedentes de mamíferos.

Algunas tonterías que usted habrá oído:

El azúcar engorda: **Falso.**
Lo que engorda es ese azúcar blanco que nos venden en las tiendas. Está tan refinado que además de robarnos minerales y provocarnos acidez en el estómago y los dientes, se trasforma en grasa en cuanto nos descuidamos.
El azúcar moreno integral no engorda y es beneficioso para la salud, al mismo tiempo que nos calma la sensación de hambre y nos ayuda a no comer tanto.
El tabaco adelgaza: **Falso**.
Si no ha fumado en los últimos años no crea que por empezar a fumar adelgazará ni un gramo. Lo que ocurre a los fumadores

que dejan el vicio es que la falta de nicotina les produce un síndrome de abstinencia que les obliga a comer más. Ellos posiblemente engordarán, pero los no fumadores solamente conseguirán estar igual de gordos, pero con un tóxico nuevo en su cuerpo.

El pan integral no engorda: **Cierto.**

Pero estamos hablando del auténtico pan integral que se vende en las tiendas especializadas. Ese otro pan que se encuentra en las panaderías es solamente pan elaborado con harina blanca, refinada, al cual se le ha añadido salvado (refinado). Ni tiene levadura integral, ni sal marina. De todas maneras cualquier alimento produce calorías, en menor o mayor proporción, y ninguno es capaz de adelgazar. Lo que ocurre es que los alimentos integrales engordan bastante menos que los refinados, pero si los come por kilos ganará peso de igual modo.

Hay que beber poca agua porque también engorda: **Falso.**

El agua no engorda, no tiene calorías, pero es vital para la salud y especialmente para la belleza del cutis. Bebiendo mucho se contribuye a una mejor eliminación de sustancias tóxicas y se pierde algo la sensación de hambre. No sea crea esos anuncios del "agua que adelgaza". Es solamente un reclamo para gente ingenua.

Las proteínas no engordan: **Falso.**

Las proteínas son alimentos que generan calorías e intervienen en el metabolismo energético. La diferencia es que se transforman en grasas con mayor dificultad, pero si no come hidratos de carbono y se alimenta de filetes a la plancha, engordará igualmente. Cuando el organismo no tiene reservas calóricas, empleará las proteínas para producir calorías.

Eliminando el aceite de la comida adelgazaré: **Falso.**

Lo que engorda son las grasas saturadas presentes en los alimentos cárnicos. Los aceites vegetales son muy necesarios para la salud y contribuyen a adelgazar, siempre y cuando los tomemos en crudo o muy poco calentados. Ellos licuan las grasas saturadas, permitiendo que circulen libremente en sangre y puedan quemarse al incorporarse al metabolismo energético.

La fruta hay que tomarla al principio de las comidas: **Falso.**

No aporta ventajas de ningún tipo el comerla antes o después, como no sea el mitigar el hambre si las come a media mañana.

Adelgazar siempre es beneficioso para la salud: **Falso.**

Si la obesidad es un factor de riesgo para coger enfermedades, las dietas de adelgazamiento también lo son. No olvide que está privando a su cuerpo de una cantidad de comida a la que ya está habituado. Si rompe bruscamente esta tendencia perderá vitalidad, posiblemente caerá en una depresión y de continuar con una dieta drástica caerá enfermo.

Haciendo deporte se adelgaza: **Cierto.**

Pero siempre y cuando no aumente su ración de alimentos. Lo que suele ocurrir es que la persona que no ha realizado ninguna actividad deportiva antes y comienza a realizarla junto con un régimen, para poder soportar la nueva actividad comerá más casi sin darse cuenta. Afortunadamente, con el tiempo la práctica de una actividad física le proporcionará más belleza aunque su cuerpo siga teniendo los mismos kilos, pues la proporción de la masa corporal estará mejor distribuida y con ello parecerá más delgada. Al final habrá conseguido lo que quería: estar sana, fuerte y con un cuerpo más hermoso.

El ejercicio para que sea eficaz debe ser intenso, hay que sudar: **Falso.**

El ejercicio debe ser un placer, no una tortura. El ejercicio practicado con moderación le hará perder peso poco a poco.

Lo importante es tomar mucha fibra: **Falso.**

Tome la fibra que se encuentra en los alimentos vegetales, sin añadir ni un gramo extra. Si come fibra adicional solamente conseguirá acelerar el tránsito intestinal, tener diarreas y perder sales minerales y vitaminas importantes.

Las vitaminas engordan: **Falso.**

Las vitaminas ni engordan ni dan energía, pero son esenciales para conservar la salud y la vida.

Es mejor adelgazar en grupo: **Cierto.**

Si emprende una terapia de adelgazamiento es mejor que se sienta acompañado por personas que estén haciendo lo mismo. Si no es posible, al menos pida a su familia que colabore con usted y le apoye.

Hay personas que serán gordas toda su vida, hagan lo que hagan: **Falso**.

En época de guerras hubo muy pocos gordos y ninguno entre la población que pasaba hambre. Si alguna vez ha visto una foto de un campo de concentración no verá ningún gordo, salvo los carceleros.

Los gordos padecen más enfermedades que los delgados: **Cierto,** aunque tampoco la delgadez es una garantía de salud.

Es mejor estar gordo que pasar hambre. **Cierto.**

Lo que ocurre con los obesos es que tienen más factores de riesgo para contraer enfermedades, pero ello no implica la certeza de que van a caer enfermos. La desnutrición mina seriamente la salud, y un régimen de 1000 calorías es siempre un atentado al cuerpo.

LO QUE NUNCA DEBERÍA HACER

Estos son algunos consejos para que lleve bien su programa de adelgazamiento y no cometa errores:

No tome diuréticos ni anfetaminas para adelgazar, aunque se los recomiende un médico. Cualquier medicamento para la obesidad cuya composición termine en "amina" se trata de una anfetamina enmascarada.

No tome tampoco extractos de tiroides. Si su médico se los prescribe le aconsejo que consulte a otro médico. Antes que su estética está su salud.

No tome laxantes, ni siquiera naturales, al menos durante un período superior a siete días.

No realice un régimen menor de 1.800 calorías/día. El cuerpo humano necesita esa cantidad solamente para sobrevivir y algunas más para las funciones energéticas y de reparación. Un buen régimen nunca debería ser inferior a las 2.000 calorías/día, ya que el secreto no está en las calorías, sino en la procedencia de esas calorías.

CONSEJOS PARA CAMBIAR SUS MALOS HÁBITOS
DE VIDA Y COMIDA

Prescinda del coche. No solamente le perjudica su fortaleza física y su espalda, sino que le atrofia todo el cuerpo. Hay personas que cometen la incongruencia de ir a un gimnasio en coche. Si tiene que elegir camine simplemente. Por cierto, no elija el gimnasio por su lujo, máquinas o monitores atractivos. Lo importante es usted, y no el entorno, al menos para adelgazar y ganar salud.

No acuda al supermercado cuando tenga hambre. Haga sus compras después de comer o a media tarde. Se asombrará de lo poco que compra.

Cocine sus propios platos. Los cocineros suelen tener menos apetito que los demás.

Realice al menos un día a la semana de ayuno parcial, comiendo solamente fruta o zumos vegetales.

Beba solamente agua, incluso del grifo. No la cambie por ningún tipo de bebida y no se gaste el dinero en las llamadas aguas minerales; no las necesita.

Cambie la sal refinada por la sal marina; contiene yodo, bromo y oro, entre otros oligoelementos vitales.

Mastique lentamente la comida, pero no la deje en la boca mezclada con la saliva excesivamente. Una vez triturada hay que tragarla inmediatamente.

No pierda más de dos o tres kilos al mes. Así ganará salud, fortaleza y no recuperará posteriormente los kilos perdidos.

Procure que los platos de comida sean atractivos y tengan un buen olor. Una dieta monótona e insípida se abandona enseguida y se digiere mal.

Tire la báscula al cubo de la basura (quizá exagero.) Es mejor utilizar el espejo y la propia ropa como referencia, aunque no se pruebe ropa de su época dorada.

Siéntese siempre con delicadeza, no abandone su cuerpo y trate de recuperar al mismo tiempo su estatura y elegancia.

Camine erguida, con el estómago ligeramente encogido y no suba las escaleras sacando los glúteos hacia atrás.

Si comienza a llevar mal el régimen es posible que haya sido demasiado drástico y le convenga comer algo más. Si es así, aumente su ración de alimentos integrales, incluso los cereales.

Realice ejercicios de respiración y de relajación de vez en cuando. Moderarán su ansiedad hacia la comida.

Si es mujer y está embarazada, no realice ninguna dieta en esos meses. Es peligroso para usted y para el bebé.

No pretenda adelgazar por zonas, un poco de aquí y un mucho de allá. El adelgazamiento será global y quizá pierda en lugares que no desea, como los músculos o los pechos. Combinándolo con algo de gimnasia conseguirá equilibrar el cuerpo y ganar belleza.

Si tiene celulitis también quizá no consiga mejorarla con la dieta. Termine primero de perder peso y luego concéntrese solamente en combatirla.

Una vez que haya conseguido adaptarse a sus nuevos hábitos de vida sana, no caiga nunca más en la tentación de volver al principio.

Empezar con los vicios es muy fácil, lo mismo que engancharse a ellos, pero salir es muy difícil.

LA DIETA RAZONABLE

Como quiera que es inútil y poco práctico el aconsejar mezclas de comidas y tablas de calorías para cada día de la semana y además conseguir que sirvan para todo el mundo, lo mejor es indicar cuáles son los alimentos más adecuados para adelgazar con el fin de que cada persona elabore aquellos que más le gusten.

Más que la cantidad de calorías diarias, estimadas entre 2.000 y 3.600 según cada persona y actividad, lo que importa es la procedencia de esas calorías y su facilidad para convertirse en trabajo energético. No es lo mismo cien calorías procedentes de un trozo de tocino que otras cien que procedan del pan, como tampoco son iguales las que generan el pan integral o el refinado. Todos estos alimentos pueden producir cien calorías, pero la diferencia estriba en la facilidad que tengan de incorporarse a la cadena energética inmediata o quedar como reserva, precisamente en el tejido adiposo. Los alimentos integrales, por ejemplo, suelen acumular su energía de reserva en forma de glucógeno, y ese elemento no engorda.

Las calorías que proceden de los hidratos de carbono complejos son muy fáciles de combustionar, entran rápidamente en la cadena energética y su catabolismo no crea residuos ni grasas extras. Por el contrario, los alimentos calóricos ricos en grasas saturadas, la mayoría procedentes de los animales, son de difícil y lenta combustión, deben acumularse por tanto en los tejidos y piel, y con el tiempo producen una obesidad difícil de corregir.

Y en un término medio están las proteínas, las cuales necesitan un carbohidrato para entrar en combustión y así proporcionar calorías y restaurar los tejidos, y de no hallarse presente en el mismo momento de su ingestión se transformarán en materia grasa y podrán entrar a formar parte de la cadena energética.

Por tanto, los filetes a la plancha que tanto relax proporcionan a los obesos, por aquello de que alguien les ha dicho que no engordan, les harán ganar kilos extras a no ser que tomen al mismo tiempo un carbohidrato, como pueden ser patatas o pan. Nuestro clásico bocadillo de tortilla de patatas sigue siendo una estupenda opción para comer sin engordar. Lo mismo para ese delicioso bocadillo de calamares recién fritos.

ALIMENTOS Y BEBIDAS NO RECOMENDABLES:

-Especialmente carne de cerdo y sus derivados, así como el cordero.
-Azúcar blanco.
-Chocolate, cerveza y refrescos que contengan azúcar.
-Bebidas alcohólicas; proporcionan calorías sin aportar nutrientes.
-Mermeladas y confituras, así como pastelería elaborados con azúcar blanco y harina refinada.
-Sal marina refinada. Hay que sustituirla por sal marina integral o sal de apio.

ALIMENTOS Y BEBIDAS POCO RECOMENDABLES:

-Sopas de sobre que contengan extractos de cerdo.
-Pan blanco.
-Frutas en almíbar o confitadas.
-Leche, nata o mantequilla.
-Quesos muy grasos.
-Salsas que contengan algo de cerdo.
-Guisos a los que se le añadan carne de cerdo, jamón o tocino. Aunque solamente se empleen para darle sabor, la grasa ya ha penetrado en las legumbres y hortalizas.

ALIMENTOS A COMER SOLAMENTE DE VEZ EN CUANDO:

-Legumbres y hortalizas, pero guisados solamente con productos vegetales.
-Patatas, especialmente cocidas al vapor o en puré. Las patatas fritas también se pueden comer pero hay que freírlas con aceite de buena calidad y nunca refrito.
-Frutos secos, salvo los pistachos y los panchitos. Las pipas crudas y las almendras o avellanas, son un buen sustituto de las comidas, pero hay que masticarlas perfectamente.
-Frutas como los plátanos, los dátiles, higos y uvas. Se pueden comer porque son saludables pero es mejor que no coincidan con una comida abundante. Lo mismo que los frutos secos, pueden sustituir perfectamente una comida.
-Aceitunas verdes, aunque mejor se deben cambiar por las negras.
-Miel.
-Huevos fritos.
-Leche, aunque sea descremada.

ALIMENTOS QUE SE PUEDEN COMER SIN PROBLEMAS:

-Cereales integrales, aunque nunca se deben mezclar con azúcar blanco.

-Carnes de aves, pero hay que quitarles totalmente la piel antes de cocinarlas.
-Huevos duros o pasados por agua.
-Yogur o kéfir.
-Pescados de todo tipo, incluidos los azules, pero guisados preferentemente al vapor o sin salsas.
-Mejillones, pulpo, calamares o crustáceos, pero cocinados igualmente con sencillez.
-Quesos frescos.

ALIMENTOS ESPECIALMENTE RECOMENDABLES:

Casi todas las verduras, especialmente achicoria, endibias, apio, acelgas, escarola, lechuga, pepino, puerros, nabos, espárragos o diente de león. También aptas por su mayor aporte energético: zanahorias, remolacha, tomates, coliflor, coles de Bruselas, brécol o berenjenas.

Frutas como las cerezas, las fresas, los limones, pomelos y la piña natural. También son adecuadas, aunque no poseen las propiedades adelgazantes de las anteriores: naranjas, mandarinas, manzanas, peras, melocotones y ciruelas.

Legumbres de vaina verde, como las judías y los guisantes, pero cocinadas sin carne o jamón.

Los germinados de soja o alfalfa. Constituyen un alimento completo y no engordan.

Los champiñones y setas, especialmente con ajos o cebollas.

PLANTAS ADELGAZANTES:

Por su efecto sobre la combustión de las grasas:
Fucus, Kombu, Kelp.
Por su efecto saciante o moderador del apetito:
Spirulina, Agar-agar, Regaliz, Glucomanana.
Por su efecto diurético:
Estigmas de maíz, cola de caballo, rabos de cereza.
Por su efecto laxante:
Malva, frángula, cáscara sagrada, semillas de lino.

Por su efecto estimulante:
Té sinensis, café, té de roca o moruno.
Otros productos no químicos:
Aminoácidos L-Fenilalanina y L-Tirosina.

CAPÍTULO

12. Plantas medicinales de efecto positivo en la belleza

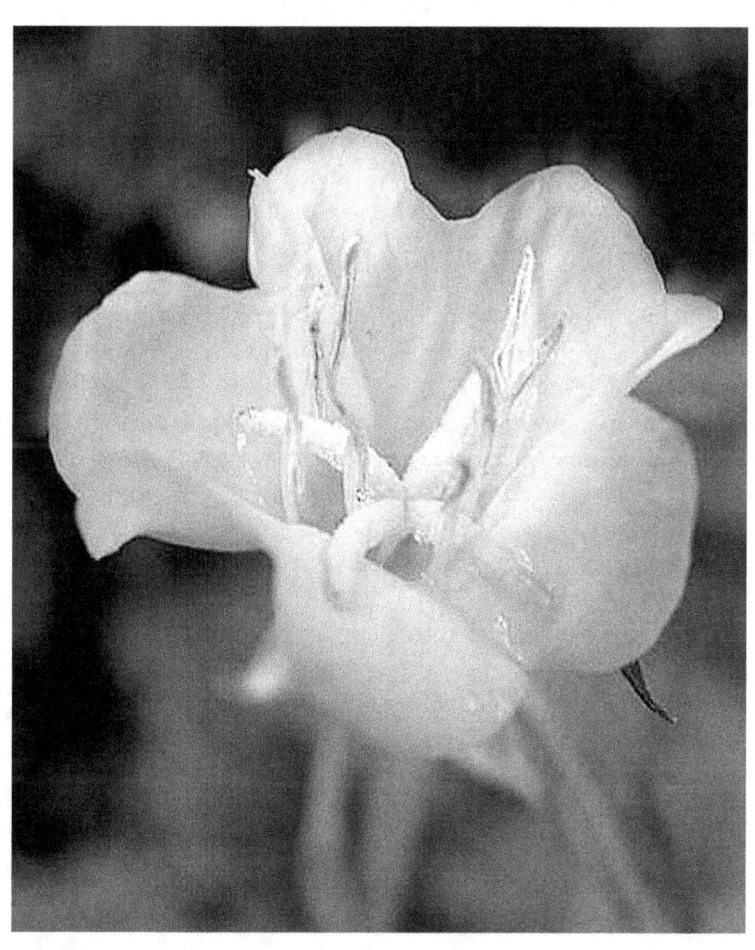

Este es un resumen de todas aquellas plantas que podemos emplear de forma eficaz para solucionar las enfermedades relacionadas con la belleza y que normalmente no necesitan ayuda médica. Algunas se pueden aplicar externamente, simplemente aplicando la infusión con un algodón, mientras que otras requieren la toma de al menos dos infusiones diarias. Si tiene dudas consulte a un experto herborista.

Agrimonia
Es una planta adecuada para realizar gargarismos en caso de encías sangrantes, así como en las diarreas.

Árnica
En tintura o en infusión concentrada, se emplea para tratamientos locales de golpes, torceduras y distensiones de ligamentos, siempre y cuando no existan heridas abiertas. De especial interés en hematomas, moratones o equimosis, así como en "arañas vasculares".

Artemisa
Regula la menstruación, mejora el hipertiroidismo y localmente se emplea para reavivar el color en el cutis.

Bardana
Es una extraordinaria planta depurativa, por lo que se empleará en las afecciones de piel, tanto por vía interna como externamente. También controla los niveles de azúcar en sangre, los de urea y el exceso de ácido úrico. Son notorios sus buenos efectos en acné, dermatitis y psoriasis.

Bolsa de pastor
Se trata de un antihemorrágico natural muy eficaz. Se puede utilizar también localmente en las hemorragias nasales, simplemente mojando un algodón en un poco de infusión. También se emplea en las menstruaciones muy abundantes.

Borraja
Sus semillas son muy eficaces por la riqueza en ácidos grasos esenciales. Corrigen las menstruaciones dolorosas y ayudan a controlar los quistes de mama benignos. Aplicada externamente ayuda a mantener la piel elástica y sin arrugas prematuras.

138

Caléndula

Esta planta aporta interesantes propiedades para mejorar la tersura de la piel y corregir las cicatrices, irritaciones y grietas. Imprescindible en todo tratamiento cosmético.

Diente de león

Extraordinaria planta que mejora y estimula las funciones del hígado y la vesícula biliar. Es diurética, depurativa y antidiabética.

Equinácea

Posee propiedades para combatir las infecciones, estimulando al mismo tiempo el sistema defensivo. También se puede tomar como preventiva de las infecciones invernales.

Espliego

Se emplea como aromatizante por sus intensos vapores los cuales desinfectan al aire. Tiene ligeras propiedades sedantes y localmente se utiliza para mascarillas tonificantes de la piel.

Espino blanco

Se emplea para corregir los trastornos de la tensión arterial, tanto hipertensión como hipotensión, así como para inducir al sueño. Mejora las taquicardias.

Eucalipto

Popular planta que se emplea para suavizar las vías respiratorias, aunque también tiene buenos efectos en la diabetes y para bajar la fiebre en las infecciones bronquiales. Localmente es adecuada para reforzar el cabello.

Eufrasia

La mejor planta para el lavado de los ojos, sustituyendo con eficacia a la manzanilla. Da brillo a la mirada.

Ginkgo biloba

Mejora las afecciones venosas y las hemorroides. Se puede utilizar localmente en varices intensas o como infusión para el tratamiento interno.

Hipericón

Antidepresivo natural que goza de gran reputación. Sus efectos se empiezan a notar a partir del 5º día de tratamiento.

Malva

Suaviza la piel, descongestiona e hidrata.

Manzanilla

Sus efectos sedantes del aparato digestivo y nervioso son sumamente populares. También se emplea para aclarar los cabellos, dar brillo a los ojos y limpiar la piel.

Melisa

Es una planta reguladora de las funciones de la mujer. Estabiliza el sistema nervioso alterado sin inducir al sueño. Proporciona un cutis relajado.

Menta

Puede sustituir con eficacia al café, ya que es ligeramente estimulante pero sin alterar los nervios. Mejora las funciones digestivas y hepáticas.

Llantén

Planta que se emplea para el tratamiento interno de las afecciones de la garganta y vías respiratorias superiores.

Olivo

Se emplea para corregir la tensión arterial alta, el colesterol y la diabetes.

Ortiga verde

Internamente se comporta como un depurativo y en tratamientos locales es útil para quitar la caspa y estimular el crecimiento del pelo.

Romero

Aromática planta que se puede utilizar como estimulante y para activar las funciones de la vesícula biliar. Localmente refuerza el cabello y mejora las alopecias. Se emplea también mezclado con aceite de almendras dulces para masajes estimulantes.

Salvia

La encontramos formando parte de muchos dentífricos naturales ya que refuerza las encías y desinfecta la boca. Internamente produce longevidad.

Saúco

Es antifebril, produce sudor, potencia las defensas y es depurativa.

Tomillo

Se trata de un antibiótico natural muy eficaz, el cual refuerza las defensas y tiene un ligero poder estimulante. Mejora las digestiones, mitiga la tos y ayuda a expulsar los parásitos intestinales. Externamente limpia y desinfecta la piel.

Valeriana

Es un sedante natural moderado que se puede emplear antes de recurrir a los medicamentos.

CAPÍTULO 13. Estiramiento corporal

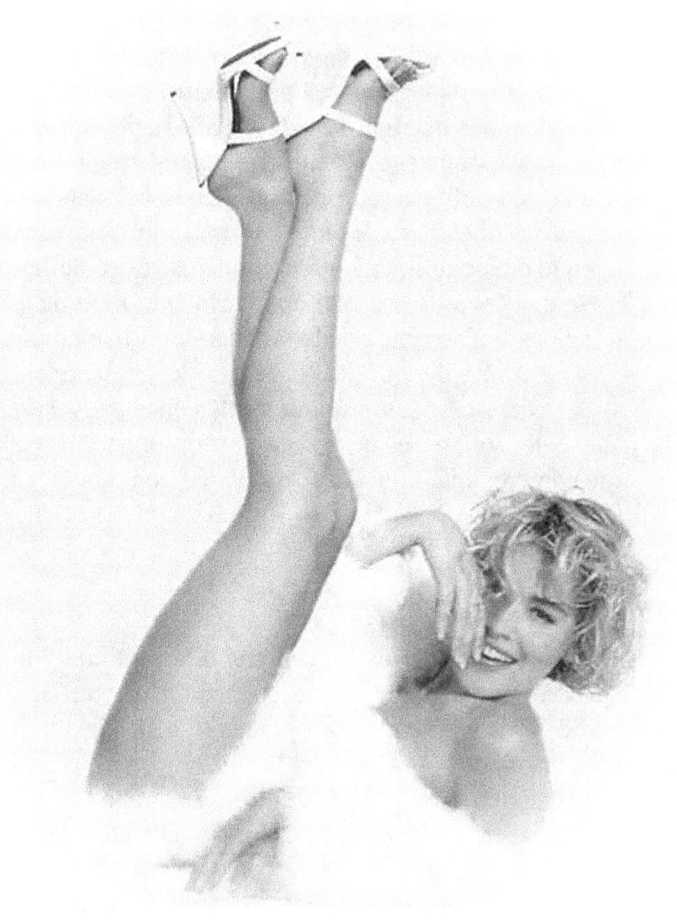

Es imposible realizar un plan de mejoramiento de la estética y belleza corporal, sin efectuar simultáneamente un programa de elasticidad y estiramiento. Cuando observamos esas personas mayores de 40 años, sometidas a varios tratamientos faciales en clínicas de belleza, en un intento de aparentar tener diez años menos, nos damos cuenta que hay algo en su cuerpo que no puede ser modificado. Me refiero al porte, ese aspecto que cuando todo está correcto nos mantiene erguidos, vivaces, ágiles y que nos permite realizar sin problemas la mayor parte de las actividades diarias. En esas personas de más de 40 años de edad quizá la cirugía les haya estirado la piel, les haya quitado un poco de aquí y puesto otro poco allá, y hasta le hayan injertado una cabellera nueva, pero su espalda y músculos tendrán la misma edad que antes, ni un segundo menos.

No quisiéramos amargar la vida a nadie, pero ninguna técnica quirúrgica de rejuvenecimiento les puede arreglar el hígado, el corazón, los pulmones, ni mucho menos la espalda, la cual intenta pertinazmente encorvarse año tras año. ¿De verdad hay alguien que crea que solamente miramos el rostro de las personas? ¿De qué les vale esa piel aparentemente libre de arrugas, con una boca que apenas puede ya sonreír, si tiene más joroba que Cuasimodo? ¿De qué les sirve que le hayan rellenado el pecho de silicona, si sus músculos están flácidos y hasta para levantarse del sofá necesitan ayuda? En resumen: ¿Hay alguien que todavía crea que la belleza se compra con dinero y no con esfuerzo?

FLEXIBILIDAD, ELASTICIDAD

Se puede definir la flexibilidad como la amplitud y la facultad para el movimiento de una articulación. Esta amplitud puede ser medida en centímetros o en grados y, dependiendo de cada articulación, así se podrá valorar. También, y según el individuo, puede existir una gran flexibilidad en un grupo articular, por ejemplo la cadera, y muy poca en el resto. De igual manera, una persona puede ser capaz de pasar rápidamente de una posición articular a otra, aun cuando no posea gran flexibilidad, y otra, aparentemente más flexible y con gran amplitud de movimientos, necesitará realizar sus movimientos más lentamente.

La elasticidad acompaña a la flexibilidad, y se refiere a la propiedad que tiene un tejido o material para deformarse súbitamente y recuperar su posición, permitiendo así que, en el caso del cuerpo humano, podamos movernos libremente y efectuar las actividades cotidianas sin problemas o dolores.

BENEFICIOS DE UN PROGRAMA DE FLEXIBILIDAD

Los ejercicios para mejorar la elasticidad proporcionan una gran variedad de beneficios a cualquier persona, estando en primer lugar el conocimiento del propio cuerpo, sus limitaciones y virtudes. Mejorará también la capacidad de relajarse a voluntad y de eliminar las tensiones que la vida le proporciona, bien sea por el hecho de querer ganar a los demás, como por el deseo de mejorarse a sí mismo. En cualquiera de las dos maneras, la necesidad de relajarse es imperiosa y los ejercicios de mejora articular le ayudarán sensiblemente.

La mayor amplitud articular evitará las enfermedades reumáticas, ya que los movimientos continuados de una articulación impiden su degeneración y la acumulación en ella de sustancias de desecho. No hay cosa peor para una articulación que la inmovilidad o la limitación de su total amplitud o abertura. Si con el paso de los años las personas van reduciendo su capacidad para ser flexibles y terminan moviéndose con una rigidez extrema, se debe básicamente a que en años anteriores dejaron de trabajar sus articulaciones en toda su extensión. Un ejemplo de ello lo tendríamos en las vértebras cervicales. Las personas ancianas para mirar hacia atrás no giran apenas la cabeza y prefieren girar la cintura e incluso el cuerpo en su totalidad. Esta limitación en el movimiento del cuello la iniciaron muchos años atrás, quizá por comodidad, y el resultado final es un anquilosamiento de las vértebras cervicales. La espalda y las vértebras de la columna son las más afectadas por la falta de ejercicios de estiramiento

Otro beneficio indudable del programa de flexibilidad es la mejora del aspecto estético, del porte. La posición erecta, lo mismo que la de sentado, necesitan de una buena disposición articular para que sea agradable y no grotesca. Esa misma buena posición contribuirá a que funciones tan importantes como la respiratoria y la digestiva, por ejemplo, se realicen correctamente. Muchos ancianos verían aliviadas sus enfermedades respiratorias si decidiesen realizar más ejercicios corporales, en lugar de tomar tantos medicamentos. Las mujeres, igualmente, podrían ver disminuidos sus dolores menstruales solamente estirando la región pélvica.

Un músculo tenso tiende a disminuir su aporte sanguíneo y requiere un consumo de energía mayor que otro relajado. La disminución del aporte sanguíneo produce un envejecimiento acelerado de la zona y provoca la acumulación de sustancias tóxicas en las células. El dolor aumenta y con él la fatiga, a lo que se suma la pérdida de las funciones propias de las articulaciones afectadas. Las tensiones emocionales de la vida son también otra causa habitual para que se instaure el comienzo de una contractura, pues una persona estresada, irritada, temerosa o inhibida, genera en sus músculos el mismo mal que otra que realice trabajos musculares incorrectos.

Las estadísticas demuestran, sin lugar a dudas, que un sencillo programa de estiramientos es capaz no solamente de mejorar o curar los problemas articulares, sino de disminuir la carga emotiva de la persona, siempre de un modo más eficaz e inocuo que un tranquilizante.

Otra de las ventajas del programa de estiramientos, incluso con respecto a la práctica moderada de algún deporte, es que nos obliga a una disciplina que no supone agotamiento ni apenas adaptación. Cualquier persona, independientemente de su edad, sexo o condición física, puede realizar inmediatamente una terapia de Stretching sin ningún acondicionamiento previo y sin necesidad de un chequeo médico preliminar.

Desde el mismo momento en que se decide empezar las sesiones, su cuerpo admite de buen grado los nuevos movimientos, tanto como admitiría una terapia de relajación mental. No hay, pues, más limitaciones para este tratamiento que las impuestas por la falta de pericia del instructor.

Con el tiempo, la persona mejora su autoestima, pues observa las mejoras que puede realizar con su cuerpo, por lo que cada sesión supone un nuevo estímulo, que no es otro que lograr restaurar lo que ya tenía en sus años de salud plena. Como cualquier atleta en busca de una meta o un trofeo, el paciente encuentra un progreso diario que le ayuda a seguir con el programa, terapia que posiblemente nunca tenga fin en su vida, como no lo puede tener cuidar la salud.

La correspondencia entre buena flexibilidad y belleza es notoria, pues cualquier contractura, y no nos referimos solamente a las lumbares o cervicales, ocasiona un músculo tenso, con poco riego sanguíneo y, frecuentemente deforme. Esa es la razón principal por la cual las personas ancianas sometidas a tratamientos de cirugía estética de rejuvenecimiento no consiguen mostrar en su cuerpo la apariencia de su cara. Sus espaldas encorvadas y su andar torpe por la poca flexibilidad de la cadera, les otorgan justo la edad que realmente tienen.

EJERCICIOS

Primero tumbada en el suelo e ir incorporando poco a poco el tronco hasta tener los brazos estirados. Permanecer en esta postura un minuto.

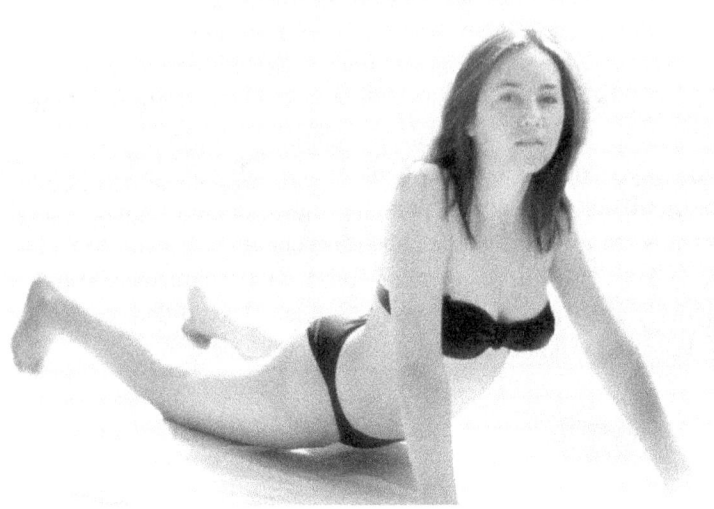

Sentadas en el suelo, ir inclinando poco a poco la espalda hacia atrás para después hacerlo con la cabeza.

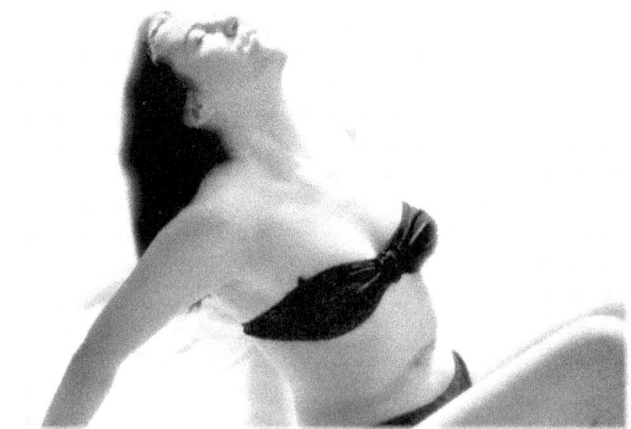

Recoger las rodillas con las manos hasta apoyarlas en el pecho.

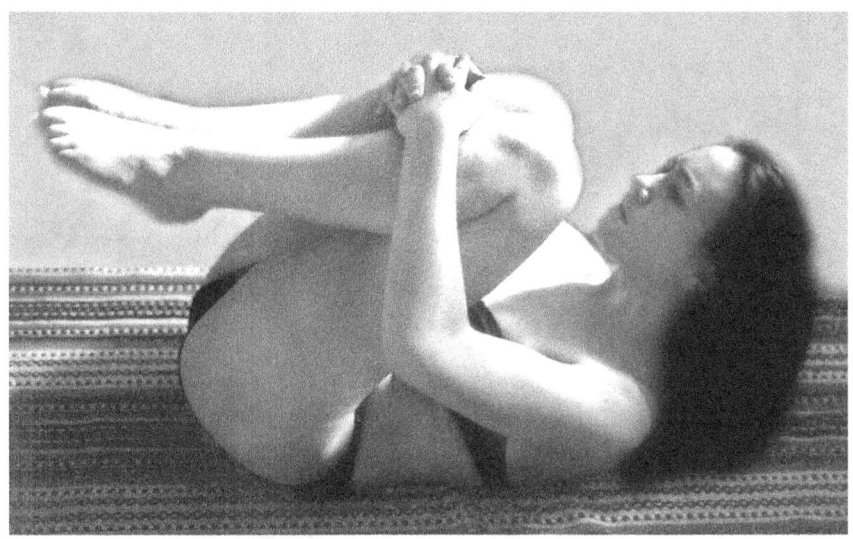

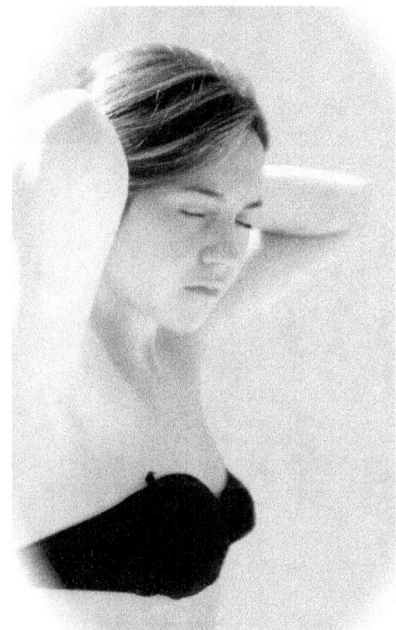

Poner las manos detrás de la nuca y llevar los codos lentamente hacia atrás.

Ahora apoyar totalmente la espalda en el suelo y poner los brazos bien estirados hasta tocar abajo.

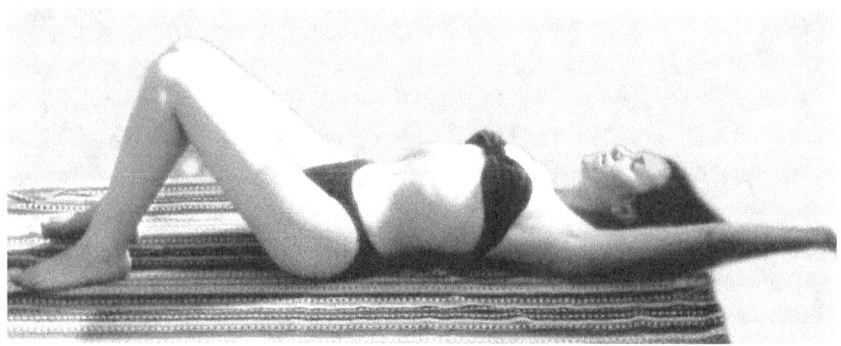

Sentada en el suelo, con una pierna recogida, torsionar lentamente la cintura hasta el máximo posible. Recuperar luego la posición central y hacer lo mismo hacia el otro lado.

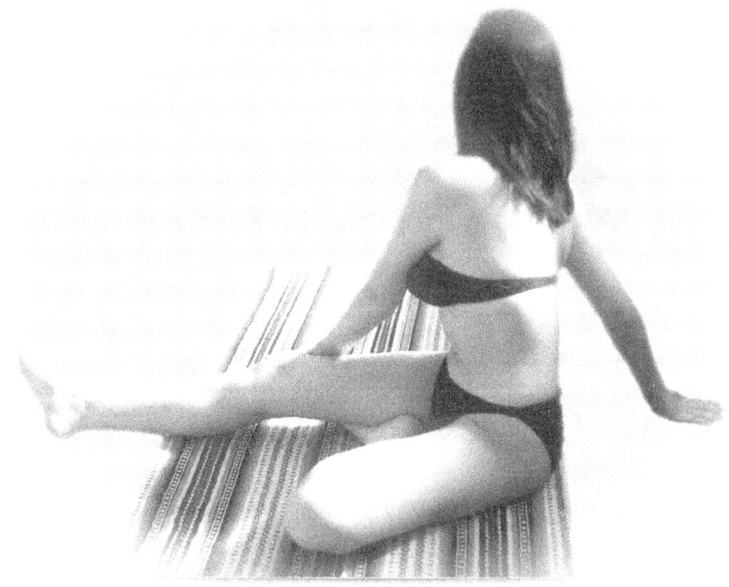

Arrodilladas en el suelo, estirar los brazos al frente manteniendo la espalda recta.

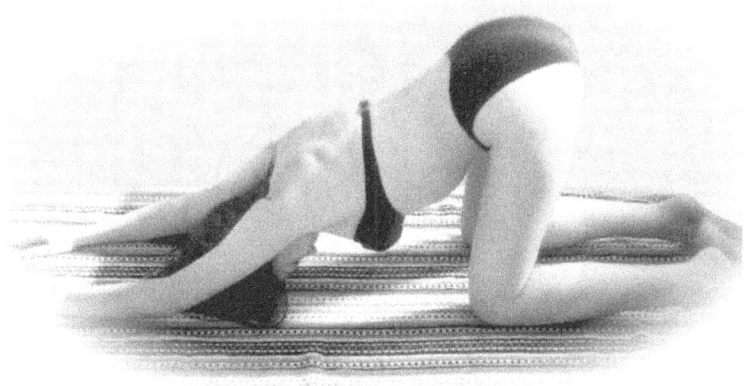

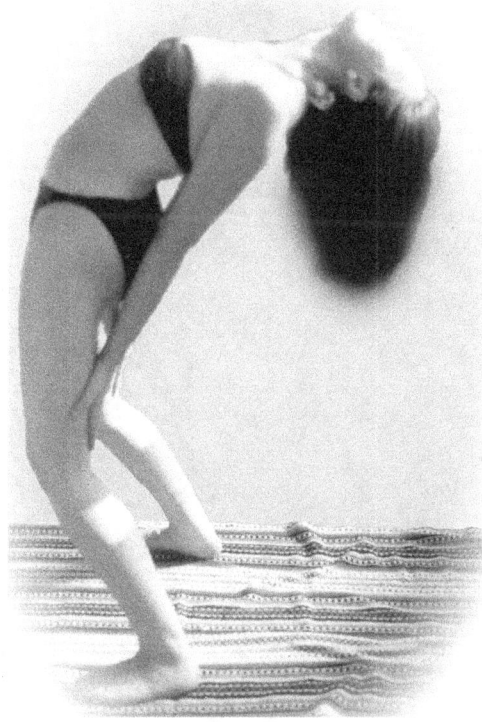

En pie, llevar las manos atrás e inclinar lentamente el tronco hacia tras.

Manteniendo una posición de meditación, con la espalda totalmente vertical, hundir el estómago con fuerza y mantenerlo así unos segundos.

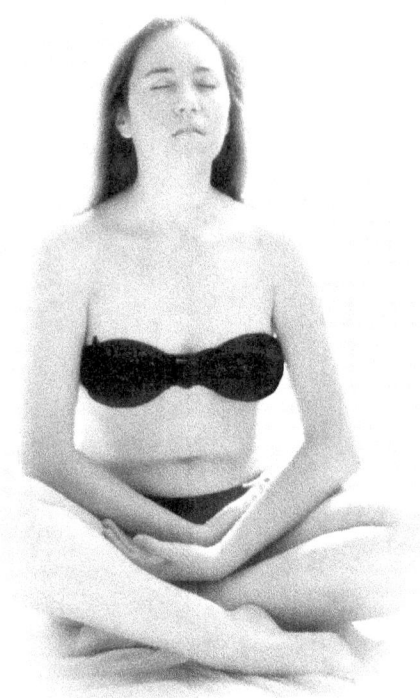

CAPÍTULO
14.Hacer el amor

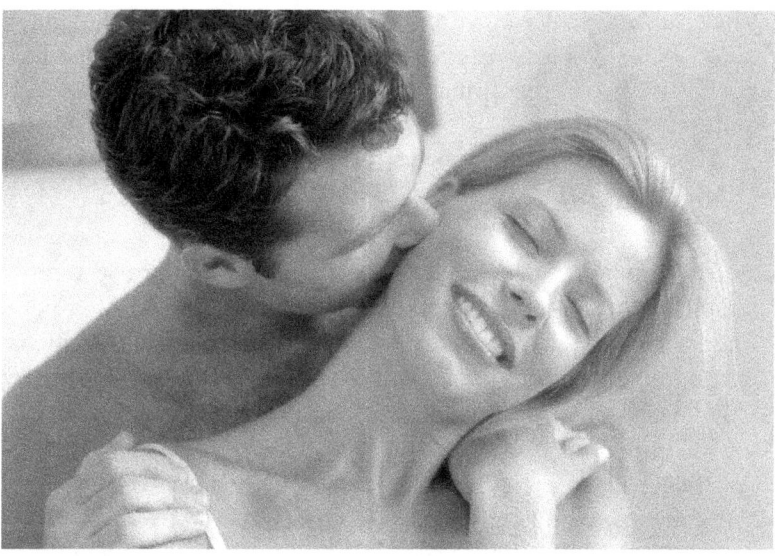

Hacer el amor, practicar el sexo, es un placer para los estímulos, sometidos durante unos minutos a una intensidad imposible de alcanzar con otras manifestaciones orgánicas. Nos llevan a estados de éxtasis y pasión que nos mueven todo nuestro sistema endocrino, activando la circulación, quemando calorías y relajando músculos. Nuestro psiquismo logra estimularse y relajarse en cuestión de segundos, y llegado el orgasmo perdemos la noción del tiempo y el espacio. No hay actividad humana que pueda concentrar tantas sensaciones corporales y psíquicas en tan poco tiempo y lugar.

Después, una vez finalizado el abrazo íntimo, llega un momento de sopor que nos hace olvidar los problemas cotidianos, manifestando en nuestro interior un gran agradecimiento hacia la persona que nos ha permitido lograr ese momento. Y así, hasta la próxima vez.

Pero ¿qué sentido tiene recomendar hacer el amor en un manual de belleza? Aquí hay que hacer una advertencia y es que las consecuencias son diferentes para la mujer que el hombre. Aunque en ambos los resultados físicos a largo plazo son iguales (mejor circulación y oxigenación, mejor actividad endocrina, mejor relajación), en la mujer la piel acusa un beneficio inmediato ciertamente notorio: la piel se estira y coge un color ciertamente bello. Mírense en el espejo a la mañana siguiente de una noche de pasión y confirmarán lo que les digo.

LOS PREPARATIVOS, TAN IMPORTANTES COMO EL ACTO MISMO

La actitud mental del buen amante debe ser siempre de admiración y respeto por la pareja que ha elegido, -aunque sea por una noche, una semana, o una relación duradera-, y un auténtico deseo de complacerla, pues como ya mencionamos, el placer más intenso lo alcanzaremos en la medida en que seamos capaces de proporcionarlo. Recuerde que una persona no es solamente un cuerpo, sino también una mente, alguien con emociones, sentimientos, y un alma que debe valorar.

Un encuentro sexual es semejante a una fiesta, una celebración del cuerpo y de los sentidos, y una exaltación del alma. Debe ir acompañado de un cierto ritual para tener éxito. Por tanto, hay que prepararse adecuadamente. Esto significa preparación física y preparación mental y emocional. En la primera, podemos incluir todo ejercicio físico que sirva para estar fuertes los hombres y seductoras las mujeres, aunque los gustos cambian de una persona a otra. Por otra parte, es un buen sistema emplear buenas lociones, pues los aromas son muy eróticos cuando se utilizan adecuadamente. Evita oler a sudor, a humo o a alcohol, eso no es erótico en absoluto. Lavarse los dientes antes o enjuagarse con un elixir, puede ser imprescindible.

Si el encuentro sexual va a ser después de una cena, hay que evitar cenar demasiado, ya que un estómago lleno restará ener-

154

gía y le dejará somnoliento. También hay que evitar consumir demasiado alcohol, pues aunque en pequeñas cantidades se comportará como un afrodisíaco, en cantidades excesivas dejará a la mujer aturdida y al varón sin erección. Una copa de champán burbujeante sigue siendo la bebida de elección para finalizar una buena cena.

Si se dispone de tiempo bailar será un buen afrodisíaco, va calentando los motores, pero evitando sudar en exceso o agotarse bailando.

PRELIMINARES

Los preliminares son muy importantes; más de lo que imagina. Hay que evitar la ansiedad por la penetración o por lograr un orgasmo gracias a ello. Esta es una actitud torpe y precipitada. Hay que mentalizarse que el coito y el orgasmo consecuente serán siempre lo último que debe ocurrir; nunca lo primero, y eso así siempre. No haga caso a quienes dicen que con los años se pierde la magia del amor; más bien se gana en eficacia.

Entre los preliminares, podemos mencionar las miradas insinuantes durante el día, las palabras sencillas al oído, desnudarse sin cerrar la puerta del baño, las caricias furtivas, pasear agarrados de la mano por un parque, o con los brazos entrelazando la cintura. Si se hizo así durante el noviazgo, ¿por qué no continuar durante la convivencia?

Ahora debería hacer una corrección, pues no es correcto que hablemos de "preliminares". Los juegos eróticos son el principio de la relación sexual, ni siquiera una preparación, pues de considerarlos así estaríamos magnificando de nuevo el coito. Asociar, como es habitual, penetración con acto sexual es un error. Cualquier contacto físico o insinuación, es ya el acto sexual.

PRECAUCIONES

Se dice que lo peor que puede ocurrir es que el hombre tenga una eyaculación cuando su pareja aún no ha tenido el orgasmo, pues la penetración no será posible en un periodo más o menos prolongado. Se llama periodo refractario y oscila entre 20 minutos hasta 24 horas. Bueno, tampoco es tan grave; otra vez será. La naturaleza a veces no se puede controlar, del mismo modo que ella puede estar insensible en ocasiones. Eso suele ocurrir después de un periodo prolongado de abstinencia, y va mejorando poco a poco, hasta el momento en que el varón explica claramente qué o cómo no deben tocarle si su problema es la eyaculación precoz.

PUNTO G

El punto G femenino forma parte de su anatomía y es un tejido que se encuentra en la pared frontal de la vagina, a aproximadamente cinco centímetros de su entrada. Es sumamente sensible porque está rodeado de terminaciones nerviosas y la mejor manera de estimularlo es explorarlo y tocarlo manualmente, aunque la penetración vaginal trasera puede igualmente estimularlo. De forma parecida a una judía, su tamaño es, aproximadamente, el de una moneda mediana, aunque su localización y dimensión, pueden variar entre una mujer y otra.

Descubrir el Punto G, sin embargo, no es una tarea fácil, por lo que algunas mujeres llegan a creer que no lo poseen. Aquellas que sí lo han encontrado dicen disfrutar mucho. Una presión firme, un ritmo rápido y mucha fricción, facilitarán el logro del orgasmo del Punto G. Con su estimulación es posible que la mujer eyacule de forma similar el varón, una pequeña cantidad de un líquido blanco o transparente, cuando llegue al clímax.

El Punto G masculino es más controvertido, siendo habitual que las mujeres digan que el hombre siente por detrás, por el orificio anal. No es cierto, ya que el punto sensitivo es la próstata, a la cual se llega precisamente mediante la estimulación manual rectal. Es como cuando los médicos exploran por vía rectal al varón para saber si tiene la próstata inflamada. De todas maneras, es necesaria una buena higiene y precauciones para esto, y en ocasiones algo de vaselina.

156

FANTASÍAS SEXUALES

Las fantasías sexuales son productos de la imaginación que todos somos capaces de crear. Desde la infancia y así el resto de nuestras vidas, la mayoría de la gente tiene fantasías sexuales que sirven para una variedad de funciones y que pueden despertar una amplia gama de reacciones. Algunas son placenteras y excitantes, mientras que otras pueden resultar desconcertantes y hasta incómodas.

Una función esencial de la fantasía en la adolescencia es imaginarnos lo que nos gustaría hacer, pues vernos realizando acciones sexuales que aún no han transcurrido, con personas a las cuales es difícil llegar, es una gratificante manera de compensar nuestros deseos no satisfechos. Por eso es normal que un adolescente pase largo tiempo imaginando diferentes escenas eróticas con personajes de la ficción o con alguien conocido al que le resulta difícil acercarse.

El uso adulto de la imaginación sexual es muy variado, y muchas veces es usada para inducir o aumentar la excitación sexual, cosa que puede suceder en solitario cuando no hay un compañero disponible, pero también es común que sea usada durante la actividad sexual con alguien. Con ello se pretende incrementar la excitación y convertir la situación actual en una más apasionada.

Las fantasías pueden aumentar tanto los aspectos fisiológicos como los psicológicos de la respuesta sexual, de muchas maneras:

Contrarrestando el aburrimiento
Focalizando los pensamientos y sentimientos (borrando distracciones o presiones)
Mejorando nuestra propia imagen

Las fantasías sexuales también promueven un ambiente seguro para dejar ir la imaginación y que surjan con fuerza los sentimientos sexuales. Nos aportan tranquilidad y seguridad porque son privadas y ficticias, asegurándonos que nadie sabrá de ellas, al mismo tiempo que el aspecto inventado de las fantasías nos libera de responsabilidad y nos permite jugar con ellas. Y como somos el director de la escena y el protagonista principal, podemos suspenderlas abruptamente si no nos gustan o cambiarles el rumbo.

Las escenas fantaseadas, si bien sólo son excursiones de la mente, ayudan a encontrar una excitación, aventura, autoconfianza y placer a nuestro modo y manera. De esa manera se recrean personas que pasaron por nuestras vidas y con las que no pudimos o no quisimos entablar relaciones amorosas, al mismo tiempo que podemos tener siempre en nuestra mente y cuerpo a la persona que ahora mismo amamos.

No crean que las fantasías sexuales son cosas extrañas, ya que cuando a alguien le preguntan cuál es su tipo ideal de pareja, suelen describirla con todo detalle, lo mismo que si le pedimos cómo sería una fantástica noche de amor y sexo. Indudablemente algunas personas tienen su imaginación más desarrollada que otras y les será más fácil llegar a formarse una película digna de un oscar a la fantasía erótica. Un exceso de fantasías sexuales, incluidas las prácticas sadomasoquistas y el fetichismo, son perfectamente admisibles cuando forman parte de la imaginación y del diálogo entre dos personas adultas.

Con la mente nos podemos inventar toda clase de historias por escabrosas y prohibidas que nos parezcan, ya que sino salen de nuestra imaginación (no se materializan) es imposible que podamos hacer daño a alguien con ellas. En este sentido es muy habitual que personas sexualmente y psicológicamente muy equilibradas dejen volar su pensamiento hasta mundos totalmente prohibidos. Es frecuente que en las consultas de los psicólogos las personas hablen de que sueñan -despiertos o dormidos- que hacen el amor con menores, con familiares cercanos, con personas del mismo sexo, con políticos y hasta con extraterrestres.

También es bastante frecuente que se imaginen practicando violaciones, torturas o siendo sometidos a malos tratos por personas imaginarias o que forman parte de su entorno. Para muchas mujeres el imaginarse siendo seducidas por un galán guapo y teniendo con él unas relaciones sexuales inagotables, es tan normal como que un hombre totalmente sereno se imagine entrando en la casa de su vecina para hacer el amor con ella en ausencia del marido.

Lo que hay que tener cuidado con estas fantasías es cuando las exteriorizamos y se las contamos a nuestra pareja. Es posible que ayude a que ella nos cuente a su vez las suyas, aquellas que permanecían en su interior y que no se atrevía a contar a nadie, o que le desagrade oírlas. Estas situaciones nunca se deben forzar y ante cualquier señal negativa mejor nos pasamos a lo clásico, a besar y a bucear.

Parece que en general los hombres fantasean más que las mujeres, pero esencialmente todos desarrollamos nuestro propio mapa del amor, un mapa mental que tiene las características del amado y también las actividades sexuales y afectivas que nos resultan más eróticas. Ese mapa es como las huellas digitales de la personalidad sexual de cada uno de nosotros, y las cosas que nos excitan sexualmente son únicas, pero la ventaja es que las podemos compartir gran parte de ellas con nuestra pareja.

Las fantasías sexuales completan el mapa del amor y agregan las pistas que le faltan, pero sobre todo entretienen los pensamientos y permiten que nos concentremos en las sensaciones placenteras, sin censuras y aumentando la posibilidad de excitación erótica.

La fantasía y el deseo sexual a veces pueden aparecer juntos y ser el motor que enciende la escena sexual. Recuerden si no cómo nos comienza a encender la pasión al medio día solamente de pensar la orgía sexual que nos espera por la noche, o el esmero con el cual seleccionamos la ropa interior que alguien nos quitará pronto.

CAPÍTULO
15.Masajes

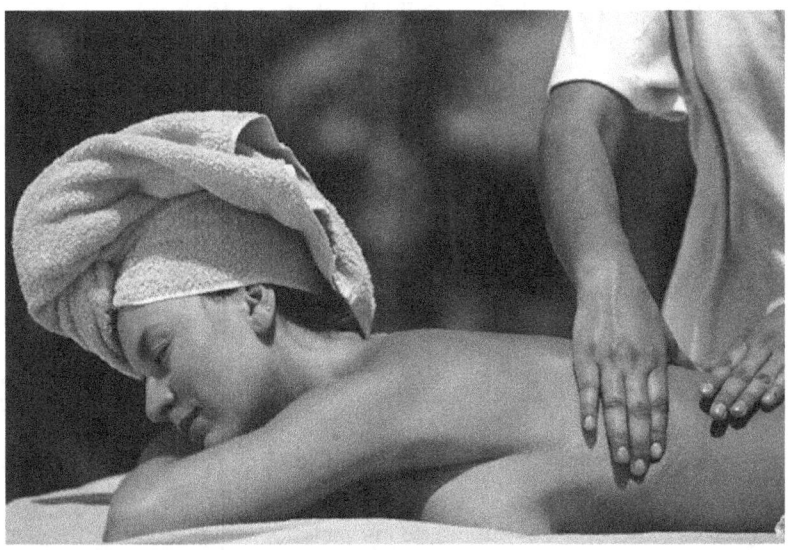

¿QUÉ PODEMOS ESPERAR DE UNA SESIÓN DE MASAJE?

Independientemente del motivo por el cual hemos solicitado un masaje, hay una serie de beneficios adicionales que se suman a aquellos que reclamamos con más urgencia. De la misma manera que una planta medicinal no solamente beneficia a la zona corporal enferma, sino que ejerce acciones sobre el resto del cuerpo, las manipulaciones proporcionan una serie de cambios que indudablemente nos van a beneficiar para nuestra belleza.

Éstos son los efectos más notorios:

Efecto relajante sobre el sistema nervioso, aunque también existe una acción estimulante sobre las terminaciones nerviosas.

El paciente tiene tendencia a dormirse durante una sesión, incluso hay quien lo hace involuntariamente, pero al levantarse no se siente pesado sino como si hubiera descansado largamente.

Proporciona un equilibrio nervioso, momentáneo, que nos ayuda a dormir si estamos alterados o a trabajar si el momento del día es adecuado. Dependiendo de la intensidad del masaje, podemos aumentar el efecto en un sentido u otro.

Posibilidad de estimular y restablecer su función a un nervio lesionado, siempre y cuando no esté interrumpido su flujo.

Relajación de zonas especialmente tensas y movilización de otras que normalmente permanecen inactivas. Un masaje vigoroso equivale a una sesión de gimnasia pasiva.

Mejora instantánea de la circulación sanguínea, especialmente venosa. Su efecto es más intenso en las partes corporales distantes del corazón, ya que favorece su retorno.

Disminución del riesgo de infartos.

Mejora en la circulación linfática.

Disminución instantánea del estrés y la tensión nerviosa si lo hacemos a última hora del día.

Una mejor oxigenación de los tejidos, lo que contribuye a una mejor salud de la piel.

Intenso efecto de drenaje de las sustancias que se van acumulando poco a poco.

Efecto local en la disolución de las grasas cutáneas y subcutáneas.

Limpieza enérgica de la piel.

Eliminación de toxinas por la piel.

Mejoramiento de los procesos digestivos, entre ellos el estreñimiento.

Ayuda para lograr una mayor capacidad de autorreflexión y meditación.

Disminución de la tensión arterial con los masajes suaves y estimulación de la energía con los vigorosos.

Efecto diurético.

Aumento de la capacidad pulmonar y alivio de las enfermedades respiratorias.

Acción refleja sobre todo el cuerpo, aunque actuemos sólo

sobre una parte. Esto es especialmente intenso cuando se manipulan los pies, manos o espalda.

Potenciación de los efectos de la acupuntura.

Aumento de la flexibilidad de los tejidos, especialmente el conjuntivo.

Efecto derivativo hacia la piel, lo que produce una eliminación de sustancias indeseables internas.

Regulación del sudor al limpiar las glándulas sudoríficas.

Posibilidad de absorber a través de la piel aceites esenciales y otras sustancias, salvando así la barrera cutánea.

Regularización de la carga magnética interna, con potenciación de la carga negativa.

Mejor función celular en general.

Potenciación del "aura" corporal, perfectamente visible con los sistemas fotográficos adecuados.

Mejor integración social y aumento de la capacidad de tocar y ser tocado por otra persona.

Aumento de la sensibilidad cutánea.

Mejor coordinación muscular y más capacidad de adaptación al medio.

Retorno a la mente de nuestros recuerdos infantiles cuando éramos acariciados por nuestros padres.

Mejor sensibilidad para captar los valores humanos de las personas.

Aumento de la sensibilidad sexual.

Mejor calidad del sueño.

Un aumento de los glóbulos rojos por la mejor oxigenación.

Efecto de drenaje y de la circulación linfática.

Aumento en el volumen de las fibras musculares, dándoles más firmeza, elasticidad y capacidad de contraerse con más fuerza. Hay un aumento en el metabolismo muscular que le capacita para mejores desarrollos musculares en los deportistas.

Facilidad para eliminar las capas de tejido adiposo, especialmente las depositadas en tejidos profundos, por lo que existen unas condiciones óptimas para adelgazar si se complementa con dieta y ejercicio.

Impide la atrofia ósea en los pacientes encamados, así como la formación de úlceras por decúbito.

Los primeros días hay un aumento en la eliminación de orina y sudor, además de un aumento en el peristaltismo intestinal que corrige el estreñimiento.

¿CONTRAINDICACIONES?

Por supuesto que las hay, e incluso de índole psíquico. Por ello es importante que se conozcan para no causar más daño que bienestar o pensar que el masaje siempre proporciona beneficios. Antes de someternos a una sesión de masaje o impartirla nosotros mismos, debemos tener en cuenta los casos que, en principio, no aconsejan tales terapias.

Enfermedades orgánicas

-Cuando exista un proceso infeccioso.
-En las inflamaciones de origen bacteriano o tumoral.
-En la artritis reumatoide.
-Cuando exista fiebre, enrojecimiento, calor en una zona.
-En las flebitis agudas.
-En casos de tuberculosis, osteomielitis y osteoporosis intensa.
-En las roturas de fibras.
-En casos de traumatismos.
-Cuando existan quemaduras o heridas, especialmente si hay pus.
-Si existe riesgo de hemorragia interna o externa.
-En la amenaza de aborto.
-En el posparto.

Contraindicaciones relativas

-En las distensiones de ligamentos.
-Traumatismos deportivos.
-En la gota.

-Cuando existan enfermedades psíquicas importantes.
-En las personas muy debilitadas.
-En los ancianos.
-En las personas que en principio no les gusta ser tocadas.
-En las que tienen un sentido del pudor muy acusado.
-Cuando exista dolor en las manipulaciones sin una causa conocida.
-Durante la menstruación.
-Enfermedades cutáneas.

UTILIDADES TERAPÉUTICAS

En el tejido cutáneo, la piel

Hace aflorar la sangre a la piel y con ello mejora su oxigenación y nutrición. Si es vigoroso contribuirá a eliminar las células muertas y con cremas adecuadas haremos una limpieza profunda. En resumen, purifica, limpia y nutre a la piel.

También se ha constatado un aumento en la captación de la luz ultravioleta y con ello un mejor aprovechamiento de la vitamina D, así como una dilatación de los poros que permite respirar mejor y así traducirse en un efecto cosmético muy intenso.

Un poco más en profundidad, en el tejido subcutáneo, se produce una estimulación del tejido linfático, aunque la técnica debe ser mucho más precisa.

Tejido nervioso

Estimula las terminaciones nerviosas y se recupera el sentido del tacto atrofiado. El masaje proporciona una sedación cuando hay excitación y un estímulo cuando existe adormecimiento, por lo que podemos considerarlo como un regulador.

El efecto es especialmente importante en aquellas zonas que poseen muchas terminaciones nerviosas, como la cara, las manos y las plantas de los pies, así como en la columna vertebral. En esta zona el efecto es mucho más intenso, ya que habitualmente no podemos darnos masajes en ella, a no ser que contemos con la ayuda de una persona.

Para conseguir que el efecto sea en uno u otro sentido, excitante o relajante, solamente debemos variar el ritmo de aplicación. Aunque parezca mentira, cualquier manipulación sobre los nervios sensitivos que están en la piel influirá en todo nuestro organismo.

Especial interés tiene el tratamiento de las neuralgias, los espasmos musculares, el insomnio, la tensión o la ansiedad, así como la frialdad crónica.

Tejido muscular

Es el efecto más buscado y el más apreciado. No solamente mejora la fatiga de una manera espectacular sino que favorece la contracción y distensión de los músculos, tendones y ligamentos.

Hay una disminución del estrés y, por tanto, menos predisposición al infarto, mejor oxigenación de los músculos que ven aumentada la captación de oxígeno, eliminación de sustancias de desecho acumuladas en ellos por la acción de amasamiento y fricción, así como una mejor capacidad respiratoria al liberar a los músculos del tórax y diafragmáticos de contracciones y toxinas.

Sistema digestivo

Hay indudablemente una mejora en las funciones digestivas gracias a un aumento del peristaltismo y la mejor circulación sanguínea a nivel hepático. Este efecto no se nota solamente cuando damos masaje directo en la zona abdominal, sino cuando actuamos sobre las innumerables zonas reflejas situadas en las manos y los pies. Por ello un masaje no será completo si olvidamos las extremidades.

Las enfermedades que más se benefician son la aerofagia, las malas digestiones por problemas nerviosos, la falta de apetito, las estenosis pilóricas, el estreñimiento, las úlceras duodenales y el colon irritable.

Circulación sanguínea

El aumento en la cantidad y velocidad de la sangre es algo que se nota inmediatamente. Al mismo tiempo hay una mejor eliminación del bióxido de carbono y una mejor captación del oxígeno. Esto facilita, además, el recambio hormonal, la movilización de los líquidos intersticiales, la posible liberación de pequeños trombos o acumulaciones de colesterol y un aumento en la elasticidad de la pared venosa.

Podemos mejorar los edemas, las congestiones de los vasos linfáticos, la mala circulación de retomo y con ello las varices.

Sistema articular

Con las manipulaciones adecuadas liberamos a las articulaciones anquilosadas, quitamos calcificaciones, estimulamos la producción de líquido sinovial y restablecemos su movilidad total. Podemos mejorar afecciones como contracciones musculares, atrofias, tendinitis, adherencias postoperatorias, dolores de origen articular, así como lumbalgias, ciática y algunos esguinces.

También tienen especial interés en casos de artrosis, tortícolis y desviaciones de columna en la infancia.

Acción sobre el psiquismo

Nadie duda ya a estas alturas que después de una sesión de masaje las personas salen calmadas y con una gran paz interior, aunque por desgracia el efecto es muy pasajero.

Aunque el contacto corporal apenas existe ya entre personas, salvo en la aproximación sexual, el hecho de que otra persona nos pueda tocar sin reparos cualquier zona corporal, algunas de las cuales solamente las tocó nuestra madre cuando éramos niños, nos hace ser algo más sociables y menos agresivos. Sería como volver a revivir las caricias de nuestros padres.

Su efecto psicológico se traduce en un aumento en la coor - dinación y por ello mayor habilidad manual, mejor orientación

167

en el espacio, una mejor aptitud para la supervivencia, el despertar de zonas corporales que antes ni siquiera percibíamos que existían y con ello una mejor utilización del cuerpo, mejor relación social con personas que ya no tienen nuestra edad, sean mayores o niños, facilidad para los intercambios sociales, aumento de la percepción y la conciencia.

En resumen, el masaje nos puede proporcionar una mejor capacidad afectiva, plenitud y mayor sensibilidad hacia la capacidad interior de las personas, sin dejarnos influir tanto por sus logros económicos o sociales.

DIFERENTES MANERAS DE EFECTUAR UN MASAJE

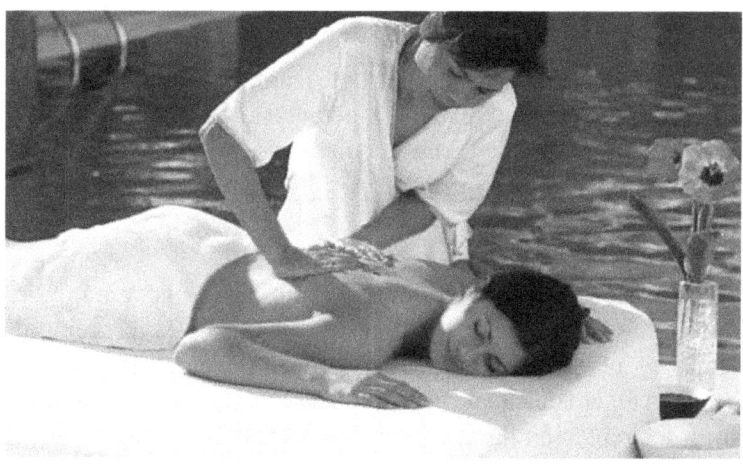

Básicamente, se puede dar un masaje aplastando, asiendo o presionando, y para ello utilizaremos las yemas de los dedos, el canto de la mano, la palma, la mano en martillo o los nudillos. Entre los orientales es habitual emplear los pies para aplastamientos intensos y en la caricia sexual tiene especial interés el empleo del cuerpo completo.

He aquí algunas de las maneras más frecuentes de manipulación:

PALMOTEOS O CACHETES

Aunque popularizados hace muchos años, lo cierto es que han quedado algo en desuso por considerarse que un masaje debe ser una maniobra placentera y no un castigo. También se denominan con el mismo nombre los golpeteos percutantes efectuados con el canto de la mano, técnica muy tradicional en el Japón.

Esta técnica se emplea mucho como mecanismo rápido de relajación muscular, siempre y cuando queramos seguir continuando nuestra jornada laboral o deportiva.

Al tratarse de un efecto estimulante el músculo sigue caliente, activo, pero sin las contracturas que le impedía seguir funcionando. También se utiliza el mismo sistema pero empleando los nudillos.

Los palmoteos también persiguen la misma finalidad, aunque abarcan mayor zona corporal, ya que emplean la mano entera. Se efectúan igualmente de manera percutante en lugares como el dorso de los brazos y piernas o en zonas de costillas.

PASES

Consisten en, como su nombre indica, pasar la yema de los dedos muy suavemente sobre la piel, siguiendo la dirección de las redes nerviosas, aumentando o disminuyendo la velocidad según el efecto que queramos producir. Estos pases mejoran también la circulación linfática y liberan cargas emocionales escondidas.

Tienen un efecto sedante muy importante, son totalmente inocuos y se aplican de manera especial en la cabeza. También se emplean en zonas óseas delicadas como la clavícula, el esternón y las costillas, así como en el pubis, ombligo, palma de las manos y columna vertebral.

APLASTAR Y EMPUJAR

Se logra apoyando el borde interno de la mano y los dedos sobre la zona dolorida. A continuación, moveremos la mano de manera vertical cuando queramos masajear la espalda, el pecho, el abdomen y los miembros. Para la cabeza y el cuello emplearemos los movimientos de empuje similares a cepillar la madera, y los movimientos circulares cuando lo hagamos en el abdomen y los costados.

ASIR Y MOVER

Para ello se coge sólidamente la masa muscular o la articu -

lación dolorida y se la mueve, al principio lentamente y después más fuerte.

Cuando se trata de una pierna o un brazo se mueven de izquierda a derecha y si es el hombro o la base del cuello se presiona la masa muscular hacia dentro y entonces se mueve. En el caso de que tratemos la espalda hay que mover la parte afectada en el mismo sentido de sus tendones, nunca transversalmente, con el fin de contraerlos y estirarlos en sentido fisiológico.

Por último, cuando se trata de relajar las extremidades hay que agarrarlas por la muñeca o el empeine y sacudirlas rítmicamente, cual si de olas se tratase.

PRESIONAR Y PUNZAR

Se utiliza preferentemente la yema del dedo pulgar y se presiona en la zona dolorosa. También se emplea la reflexoterapia, aunque en estos casos se presiona entonces sobre las zonas reflejas, nunca directamente en la zona afectada.

Cuando actuamos directamente sobre la zona dolorida hay que procurar no acentuar el dolor. Las zonas más idóneas son las nalgas, los pies, el cuello, la cabeza y la espalda. Si la presión se hace con la mano es útil para aliviar dolores de estómago y cuando se trata de digitopuntura se pueden utilizar las falanges e incluso el hueso del codo.

PRESIONAR Y FRICCIONAR

Se utiliza la palma de la mano, el talón de la mano o la extremidad del dedo y se puede aplicar a cualquier parte del cuerpo. Contribuye a eliminar los edemas y congestiones sanguíneas, especialmente aquellos que involucran a la circulación de retorno. Reduce adherencias en los tejidos superficiales.

PRESIONAR Y REMOVER

Se emplea el torso de la mano y la última falange del dedo meñique, y se remueve la parte afectada utilizando ambas manos. Se puede aplicar en el cuello, la región lumbar, las nalgas y la espalda. Reduce las contracturas musculares y libera energías que proporcionan bienestar.

PELLIZCAR Y RETORCER

Como su nombre indica, se realiza pellizcando con el pulgar y el índice. En el supuesto de que la acción deba ser más enérgica se puede pellizcar y retorcer. Se efectúa normalmente en extremidades y zonas con mucha piel y poco músculo.

Otras formas igualmente interesantes se efectúan en la nariz o en forma deslizante sobre los costados y en la zona de las costillas de manera similar a las olas del mar. Una forma muy suave es el picar para producir un aumento rápido del calor cutáneo, especialmente en la cara y abdomen.

GOLPEAR Y FROTAR

Son muy variadas las posibilidades de este método de percusión, entre las cuales están: golpear con tres dedos sólidamente unidos, el codo o la rodilla.

Con las manos planas golpear de manera similar a cuando aplaudimos, bien sea en la espalda, el pecho o los hombros. También se puede golpear con el canto en los costados o el ombligo, con los dedos curvos en la espalda, con el dorso de la mano en los costados o frotar con la mano cerrada en la espalda.

FRICCIONAR

Tratamos de encontrar zonas profundas en donde existan nudos, los cuales vamos a deshacer con la yema de los dedos o, si son muy profundos, con alguna articulación de los mismos dedos. Como la técnica puede sacar a la luz algún punto excesivamente sensible debemos actuar con prudencia para no ser bruscos. Una vez localizado el movimiento debe ser circular y vibratorio, evitando presiones lineales.

Existe una fricción superficial que se realiza con los nudillos de los dedos que sin abrasar mejora enérgicamente la superficie cutánea al aumentar su temperatura.

Una y otra pueden ser eficaces para relajar los órganos digestivos, en los dolores dorsales y lumbares, en casos de atrofias y contracturas intensas y en los deportistas como tratamiento después del esfuerzo, ya que evita las agujetas.

TOQUES

Se aplica la mano sobre zonas concretas como el plexo solar o región apendicular, manteniéndola suavemente apoyada y realizando suavemente un movimiento en sentido de las agujas del reloj. Se retira y se vuelve a repetir empleando un poco más de presión si es necesario.

TORSIÓN

Se efectúa con las dos manos al unísono que giran en sentido opuesto, pero perpendicularmente al músculo que trabajamos.

ROCES

Como su nombre indica se trata de rozar suavemente la piel, utilizando solamente las yemas de los dedos de una manera continuada. Esta manipulación se hace sincronizada con la respiración del paciente y sirve para darle un descanso rápido y quitarle tensiones emocionales.

La superficie a tratar debe de ser amplia y se efectúa con una o dos manos, con presión ligera, suave y poco insistente, como si ambas pieles fueran una sola.

Constituye normalmente la primera fase del tratamiento y con ella estamos tratando de romper la desconfianza y de iniciar el calentamiento de la piel. También sirve para darnos cuenta de cuáles pueden ser las zonas más importantes para tratar, dónde están las zonas frías y calientes, indicativas de anomalías, así como para detectar tensiones y contracturas.

Mediante los rozamientos el paciente se abandona, se relaja, y nota cómo su energía se distribuye por igual por todo su cuerpo. En esta fase se suele emplear un aceite suave y aromático.

PRESIÓN Y ROZAMIENTO

Es una prolongación de la fase anterior, pero ahora tratamos de empujar la piel en diferentes sentidos, formando pliegues a medida en que avanzarnos.

Así se favorece la irrigación sanguínea más profunda y por ello debemos hacerla siempre en dirección al corazón, siguiendo el orden natural.

Si encontramos zonas dolorosas o nudos, no insistiremos y pasaremos más suavemente sobre ellos, ya que no es misión de esta técnica el corregirlos.

Contribuye en gran medida a proporcionar tono y vigor a las personas, especialmente a las depresivas, aunque en la actualidad se emplea mucho como calentamiento muscular en los deportes, continuando luego con el movimiento articular que proporcione la lubricación adecuada.

AMASAMIENTO

Es uno de los mecanismos claves del masaje y se aplica con toda la mano cogiendo y estrujando cada parte del cuerpo, trabajando en grupos musculares completos. Cuando se emplean ambas manos las sensaciones son más agradables y para ello deberemos alternar continuamente la labor de presionar y soltar.

Aumenta el flujo sanguíneo, estimula el metabolismo muscular y despega las diferentes capas de la piel, así como también contribuye a eliminar el ácido láctico y las toxinas acumuladas.

Aunque la tendencia habitual es efectuarlo con firmeza, una maniobra muy brusca puede lesionar vasos sanguíneos y tejidos subcutáneos. Se clasifica en tres intensidades: superficial, medio y profundo, con una frecuencia que oscila entre los veinte y los cien movimientos por minuto.

El *amasamiento digital* consiste en utilizar solamente la yema de los dedos para hacer unos pequeños círculos en sentido centrífugo, cuando queramos difuminar molestias, y centrípeto si pretendemos tonificar. Las zonas más adecuadas son la frente, el pelo, las costillas, el esternón y la zona púbica.

El *amasamiento con nudillos* es otra variedad que emplea el nudillo del dedo índice y el pulgar, con el fin de realizar pellizcos de una manera rápida. Se emplea en la espalda, piernas y brazos, en zonas que posean suficiente piel para pellizcar.

El *amasamiento con los dos pulgares* consiste en juntar con ambos pulgares un trozo de piel en lugares en donde sea necesaria una gran precisión, como ocurre en las vértebras cervicales o intercostales.

El *amasamiento de martillo* es una maniobra tradicional en las terapias orientales, consistente en golpear suavemente con el puño cerrado empleando la base carnosa del dedo meñique. El golpe es percutante, no tratando de profundizar, y se emplea en zonas de la espalda y los hombros.

El *amasamiento con el puño* es cerrar el puño y presionar con los nudillos en zonas concretas de la espalda.

PERCUSIÓN

Se trabaja de manera muy rápida, profundizando muy poco, bien sea a modo de palmada ascendentedescendente o como pequeñas bofetadas rápidas y suaves. Al tratarse de un sistema muy estimulante se empleará en zonas doloridas o dormidas.

Tiene efectos descongestivos y puede ser estimulante o sedante, dependiendo de la zona a tratar. Favorece la capacidad de contracción del músculo.

GOLPES

Aquí es frecuente algo de rudeza y se suele emplear el martillo de la mano, la zona carnosa que sigue al dedo meñique, y con el puño cerrado. También es normal golpear con el talón de la mano.

RODAR

Se trata de imprimir un fuerte vaivén a grandes masas musculares con el fin de aliviar rápidamente el dolor o el cansancio. Lo vemos frecuentemente en las competiciones deportivas, aplicado a las pantorrillas.

Se considera que aumenta el rendimiento deportivo al permitir al atleta continuar el juego con la misma eficacia.

También es frecuente en boxeadores, en este caso en los brazos, lo mismo que en culturistas.

VIBRACIONES

Como su nombre indica se trata de poner la mano en una zona concreta, preferentemente rica en nervios, e imprimir un rapidísimo movimiento oscilante que saque del sopor a la parte afectada.

Proporciona efectos neurotónicos y un estado gran satisfacción psíquica. Son fuertemente energizantes, estimulantes, y convienen a los organismos muy debilitados, aunque no tengan dolores. Aunque hay aparatos que simulan perfectamente este efecto vibratorio, no hay nada que pueda sustituir a una mano bien adiestrada.

Lo emplearemos en las disfunciones hepáticas, en el intestino para curar el estreñimiento, en la planta de los pies y de las manos para mejorar el tono vital, así como en las mamas femeninas para disolver quistes benignos.

TECLEAR

Como si de una máquina de escribir se tratase, podemos "escribir" con la yema de los dedos cualquier zona del cuerpo especialmente sensible, como pueden ser la cara o la planta de los pies.

ZONAS QUE INFLUYEN EN LA BELLEZA

Aunque posteriormente se analizará cada zona corporal y la mejor manera de efectuar el masaje, éstas son las posibilidades en cuanto a una mejora en el aspecto físico:

La maniobra de amasamiento y deslizamiento combinados se emplea en el talle, la cintura.

Los movimientos de cacheteo sobre los glúteos para lograr una estimulación circulatoria profunda.

Maniobras de deslizamiento profundo en la zona de los uréteres, lo que favorece el drenaje de las vías urinarias en caso de edemas.

Deslizamiento longitudinal desde el muslo hacia la parte superior de las nalgas para favorecer la circulación de retorno profunda y una eliminación de las contracturas de la zona.

Maniobras de deslizamiento circular sobre la pared abdominal en dos tiempos: sedante y estimulante, lo que favorece la evacuación intestinal.

Movimiento de golpeo que produce una onda vibratoria profunda sobre los glúteos, lo que estimula las fibras musculares y elimina celulitis.

Maniobras de alisamiento y vibraciones sobre los gemelos para generar efectos sedantes y eliminar las contracturas que provocan los zapatos de tacón alto.

Maniobra de amasamiento lateral del muslo, lo que favorece la movilización del panículo adiposo de las llamadas "pistoleras".

Maniobras de pinzamientos profundos sobre los glúteos para estimular los músculos.

Masaje en la espalda

No hay zona corporal que más atención solicite de los masajistas que la espalda, desde el cuello a los lumbares, sin olvidar los hombros y haciendo hincapié en la columna. También es cierto que es la zona preferida para los aficionados, los voluntariosos y para las parejas de enamorados. Todos quieren y se creen capacitados para empujar, presionar, golpear y hasta retorcer tan sufrida parte corporal.

Y es que sobre la espalda nos echamos los problemas, nos cargamos los pesos y hasta aguantamos los latigazos que nos da el destino. Todo esto año tras año, hasta que un día se empieza a quejar y es posible que los dolores ya no nos abandonen nunca.

Probablemente el problema principal de la espalda sea que ni la vemos ni la podemos tocar con facilidad. Hasta para lavarnos necesitamos una mano cariñosa o en su defecto un largo cepillo, y no digamos para rascarnos, que ése es otro problema bastante serio. Como consuelo es bien sabido que la mayoría de los animales tienen el mismo problema y que esta dificultad es una excusa para que una mano amable nos dé un masaje placentero.

Pero a pesar de todo es una zona corporal que aguanta estoicamente fuertes golpes, es muy poco sensible al frío o al calor, tiene una fortaleza tal que aguanta sin problemas todo el peso de la parte superior, incluida la cabeza con su gran movilidad; nos mantiene en equilibrio, protege a zonas tan delicadas como la médula espinal y es capaz de recuperarse totalmente con un buen masaje. En resumen, no hay comparación posible.

Para el masajista es interesante recordarle que la manipulación de la espalda admite toda clase de tratamientos: masaje, palmoteo, percusión, vibración, golpeteo, etc.

Drenaje linfático

Divulgada por el doctor Vodder, esta teoría nos habla de la congestión e inflamación que sufren los ganglios linfáticos corporales cuando existe un problema crónico relativo a impurezas, infecciones o tóxicos. Es fácil comprobar estas alteraciones palpando los ganglios del cuello, de las axilas o la ingle, los cuales se hinchan y endurecen en numerosas patologías.

Un adecuado sistema de masaje favorece la movilización de la linfa y evita su estancamiento, permitiendo que siga circulando libremente por los vasos colectores, los cuales desembocan en la axila, la ingle y el cuello.

Siguiendo su recorrido fisiológico, podemos averiguar el origen de la enfermedad, ya que la linfa que recorre las piernas y el abdomen desemboca en los ganglios de la ingle, la de los brazos, tórax y espalda, en los ganglios de la axila, y de la cabeza, cuello y hombros, en los ganglios de las orejas.

Un masaje adecuado logrará que las acumulaciones se integren en el sistema venoso y con ello puedan ser eliminadas. Para lograr este efecto es necesaria una presión mínima, sin ningún parecido a un masaje, sobre la piel, en el sentido de la corriente de la linfa. Presiones más enérgicas no solamente no logran su fin sino que pueden perjudicar el adecuado flujo de la linfa. Por ello no es conveniente dar un masaje normal a una persona que tenga los ganglios linfáticos abultados o con edemas.

Una contraindicación a este masaje son las infecciones o los traumatismos, ya que un masaje de este tipo puede contribuir a extender el mal en lugar de difuminarlo.

Es útil como analgésico, tranquilizante, para estancamientos venosos, reforzar las defensas, eliminar el exceso de ácido láctico, movilizar los estancamientos intestinales, mejorar el acné, la caída del cabello, las piernas pesadas y favorecer la recuperación funcional después de permanecer en cama largo tiempo. También se emplea para casos crónicos de infecciones de vías respiratorias altas, neuralgias, vértigos, jaquecas y algunas parálisis.

CAPÍTULO
16. El arte del buen dormir

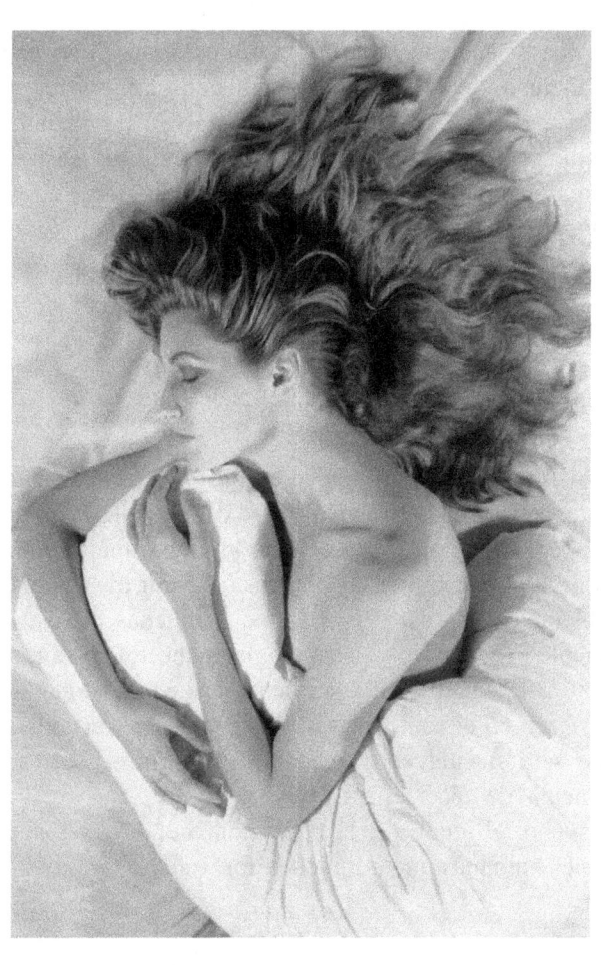

A pesar de que pasamos aproximadamente la tercer aparte de nuestra vida durmiendo no fue sino hasta ya avanzado el siglo XX, con la aparición del electroencefalograma, que los investigadores comenzaron a estudiar el sueño seriamente. Desde entonces, ha habido varias teorías que intentaron explicar qué ocurre a lo largo de la noche. La más antigua es la noción de que, de alguna manera, algo se desconecta por la noche, haciendo que la actividad fisiológica y psicológica llevada a cabo durante el día cesen, simplemente.

Lo que si sabemos que el insomnio mina poco a poco la salud, incluso mental, y que tras un sueño largo y reparador la salud se restablece, nos llegan nuevas energías, y la piel adquiere un color y brillo esplendoroso. Ojeras, cutis gris, aspecto cansino y palidez, además de malhumor, son algunos de los signos externos que determinan poco descanso nocturno.

REGLAS PARA EL BUEN DORMIR

Pensemos en lo bien que vamos a dormir

Como la inmensa mayoría de los desórdenes del sueño tienen un origen psicológico, no médico, se deduce que lo que te digas a ti mismo tiene gran incidencia en lo bien o mal que duermas. En otras palabras: si piensas que vas a dormir bien por la noche, probablemente sea así. Por desgracia, muchas personas hacen justamente lo contrario y pasarán una noche sin dormir, se sentirán mal al día siguiente y comenzarán a temer que llegue la noche. Caen en el catastrofismo diciéndose así mismos lo temible que será si vuelven a quedarse sin dormir. Esta es la peor cosa que puede hacerse.

El sueño, al igual que la relajación o el sexo, es una de las funciones humanas que no pueden forzarse.

Ejercicio regular

Las personas que hacen ejercicio a diario obtienen más sueño profundo que las sedentarias. Los estudios demuestran que cuando dejan de hacer ejercicio hay una reducción correspondiente en la cantidad de sueño profundo. Ejercitarse con intensidad durante un día o dos no tendrá utilidad, sino todo lo contrario, ya que lo que importa es la regularidad en el deporte.

Es interesante el hecho de que el descanso completo en cama, el tipo de reposo en una persona hospitalizada, también aumenta el sueño profundo. Esto probablemente se debe a que durante el sueño se reparan tanto las energías consumidas como las enfermedades corporales.

Los cambios importantes en la masa muscular, tanto al aumentar como al disminuir, producen aumentos en la calidad y la cantidad del sueño. Muchas personas se preguntan en qué momento del día es mejor hacer ejercicio para dormir bien. Esto depende en gran medida del individuo, lógicamente, pero ciertas tendencias sugieren que la mejor hora es al final de la tarde, justo cuando el cuerpo está declinando su potencial energético. Los efectos de la sesión matutina desaparecen en el transcurso del día (observen que nadie se queda dormido después de hacer ejercicio a primera hora de la mañana, sino todo lo contrario) y que el ejercicio nocturno es demasiado energizante, por lo que perturba el sueño. Entre el ejercicio y el sueño debe existir un intervalo de dos horas.

Levantarse a una hora regular

Es importante que se acostumbres a levantarse a la misma hora todos los días, salvo que sean tan pocas las horas que duerma que acuse siempre falta de sueño. Si duerme lo normal para su edad, el prolongar el fin de semana su sueño hasta el mediodía sólo servirá para agudizar el problema. El insomnio de los domingos por la noche puede ser la consecuencia de haber dormido hasta el medio día después de haber trasnochado el sábado. Lo mismo se aplica en el caso de levantarse temprano: si se despiertas y no sabe si volverse a dormir o no, debería probablemente levantarse, a menos que esté completamente exhausto.

Ruido

Aunque el ruido suele romper el sueño o al menos quitarle profundidad, la capacidad de ruido necesario para despertarse depende de cada individuo. También puede suceder que el ruido sea incluso un somnífero, pero para que así ocurra debe ser rítmico, en tonos graves y de poca intensidad. Ejemplos de ello los tenemos en el traqueteo del tren, el rodar de un automóvil, el murmullo del mar e incluso una gran cascada, así como una película de poca acción. Otros ruidos de distinta intensidad, pero que también inducen al sueño, lo tenemos en la música apacible o las canciones de cuna, el murmullo de los grillos por la noche o el ruido de una máquina que trabaja sin interrupción.

Hay ruidos que tienen fama de provocar insomnio aunque no sean especialmente estridentes, como es el caso del ruido del grifo que gotea, el ronquido de las personas o una conversación en una habitación contigua.

Aún así, podemos soportar cualquier tipo de ruido que sea habitual en nuestras vidas, aunque sea estridente como ocurre con el vuelo de los aviones o el paso de los vehículos en una carretera muy transitada. Si se trata del mismo sonido que llevamos oyendo desde hace años el cuerpo lo asimila perfectamente y logra aislarlo para que consigamos dormir, lo que no ocurre por ejemplo con el vuelo de una mosca alrededor de nuestra cabeza. Lo inusitado, lo nuevo, es lo que nos desvela y no la intensidad del sonido.

Por ello dependiendo del tipo de ruido, del individuo en sí y de la fase del sueño o de la noche en que nos hallemos, las posibilidades de despertarnos variarán, aumentando el sueño profundo en las horas de la madrugada y siendo más difícil que nos despierten al poco de quedarnos dormidos.

Compañeros de cama

Los solteros solitarios quizá se sorprendan al saber que la mayoría de nosotros verdaderamente dormimos mejor cuando estamos solos.

Un durmiente normal invariablemente se moverá y dará vueltas varias veces durante la noche (el que no se mueva en absoluto posiblemente sufra algún trastorno del sueño) y a menos que tenga una increíble sincronía con su compañero, tenderá a interrumpirse el uno al otro cuando se mueven.

Sin embargo, no todo es negativo en esto de dormir acompañados, ya que el hecho de sentir la presencia de alguien en la cama, lo mismo que el dormir abrazados, proporciona relax y protección, lo que puede contribuir enormemente a que durmamos con una gran profundidad, del mismo modo que lo haría un niño cuando en una noche de tormenta duerme en la cama con los padres.

Temperatura ambiente

Las temperaturas muy bajas en la habitación producen sueños desagradables, mientras que las temperaturas más altas causan mucho movimiento y más vueltas en la cama. La alta humedad provocará que estemos somnolientos durante todo el día.

Ingestión de alimentos

La mayoría de las personas se sienten somnolientas tras una comida copiosa y de hecho el tomar alguna pequeña cantidad de comida quizá ayude a dormirte. El sueño es afectado por cambios en la ingestión de calorías y las personas que están perdiendo peso suelen dormir pobremente, mientras que los que están engordando duermen mejor. Biológicamente esto tiene sentido. Un animal hambriento debería salir a buscar comida en lugar de dormir, mientras que el que acaba de comer no es probable que quisiera luchar en ese momento.

Estimulantes

La mayoría de la gente sabe que no se puede tomar café antes de acostarse, por eso deberían tener en cuenta qué productos tienen cafeína o sustancias similares, como ocurre con el chocolate, el té, los refrescos de cola y docenas de medicamentos con propiedades euforizantes.

Algunas personas son especialmente sensibles a la cafeína y una simple taza de café a la hora de la merienda o incluso en el almuerzo del mediodía, será suficiente para impedirles conciliar el sueño. Otras, por el contrario, quizá vean favorecido su sueño con una pequeña cantidad de café caliente, el cual actuaría favorablemente en los estados depresivos, contribuyendo a proporcionar una pequeña ilusión de felicidad.

El azúcar también es un estimulante que puede contribuir a quitar el sueño, salvo que se padezca hipoglucemia, en cuyo caso ayudaría a dormir. Este es el caso de las personas que tienen un régimen drástico de adelgazamiento y que apenas comen por las noches. La bajada de azúcar en la sangre les produciría un fuerte insomnio que se podría corregir tomando simplemente un poco de miel.

La nicotina también puede quitar el sueño si se fuma justo antes de acostarse, lo mismo que el tomar alguna bebida fría.

Las personas que siguen un régimen drástico para adelgazar suelen tener un sueño ligero por la carencia de glucosa en sangre

¿QUÉ HACER CUANDO NO SE PUEDE DORMIR?

Es tan sencillo como difícil: relajarse

La falta de sueño puede volverle malhumorado, pero no le va a matar, aunque le quitará años de vida. Como se dijo anteriormente, es la preocupación por no dormir probablemente la causa más importante del insomnio en la mayoría de la gente.

Si está sometido a una gran presión y se encuentras por la noche con los músculos agarrotados y la mente inquieta, hay varias técnicas que puede usar para ayudar a calmarle.

La **respiración** está integralmente relacionada con todas las demás funciones corporales, incluso el ritmo cardíaco y la tensión muscular. Esta es la razón por la que los métodos de relajación influyen en el modo de respirar correctamente, por ejemplo respirar lentamente y desde el abdomen, no con el pecho.

La **imaginación** implica el uso de imágenes positivas específicas como ayuda para relajarse.

La imagen que utilice puede ser cualquiera que funcione, sea un cuadro mental de sí mismo tumbado en una playa solitaria, soleada y con palmeras ondulantes, una suave brisa soplando con el sonido del océano de fondo, o una escena que le haga sentirte particularmente seguro, como verse a sí mismo rodeado por su familia. Simplemente, concéntrese en hacer la imagen más vívida y detallada posible.

Librarse de la **tensión** es un método de relajación progresiva de todos los músculos, uno a uno. Según está tumbado en la cama, tense cada parte de su cuerpo y mantenga la tensión durante unos segundos, para relajarlos a continuación totalmente. Comience con los pies, sigua después con las piernas, el torso, el pecho, los hombros, brazos, cuello, etc., hasta que todo el cuerpo quede relajado.

Sugestiones tales como "noto mi cuerpo pesado, relajado y confortable", suelen tener un gran efecto calmante. Diga mentalmente que nota sus manos y pies cada vez más pesados, como si se aplastara en la cama, notando al mismo tiempo una sensación de calor en ellos, lo que estará ocurriendo en realidad en la medida en que se relaje.

La **relajación** es una habilidad y estas técnicas requieren práctica antes de que empiecen a funcionar. No puede esperar caer dormido la primera vez que lo intente, pero si practica continuamente durante al menos unas semanas, funcionarán.

ÍNDICE

OTROS TÍTULOS:

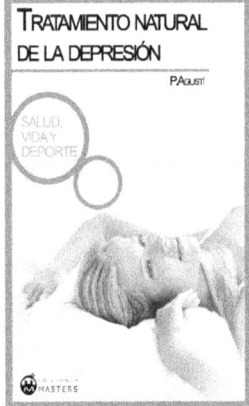

**TRATAMIENTO
NATURAL
DE LA DEPRESIÓN**

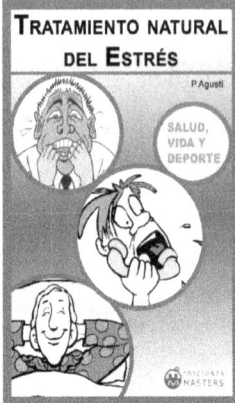

**TRATAMIENTO
NATURAL
DEL ESTRÉS**

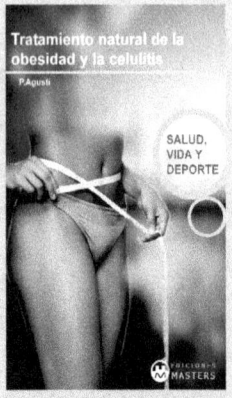

**TRATAMIENTO NATU-
RAL DE LA OBESIDAD Y
LA CELULITIS**

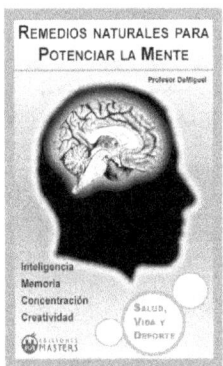

**REMEDIOS NATURALES
PARA POTENCIAR LA
MENTE**

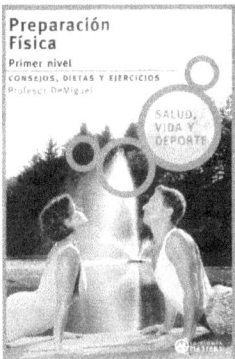

**PREPARACIÓN FÍSICA
Primer Nivel**

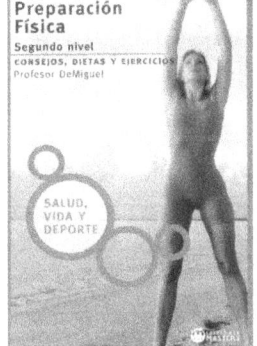

**PREPARACIÓN FÍSICA
Segundo nivel**

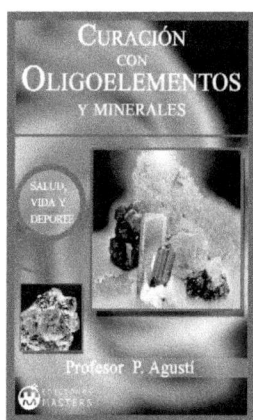

**¡HE PEDIDO
EL DIVORCIO!**
Guía para varones
desesperados

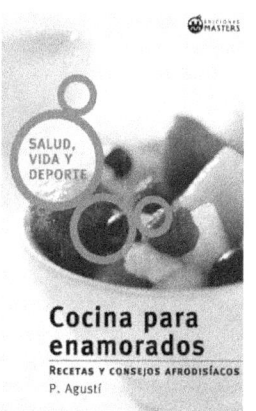

**COCINA
PARA ENAMORADOS**

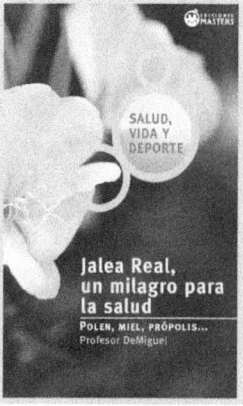

JALEA REAL
miel, própolis, polen y
ceras

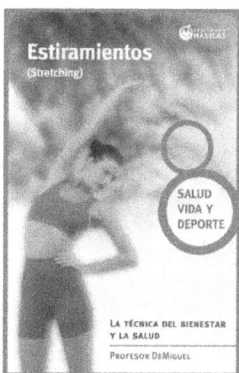

ESTIRAMIENTOS
(Stretching)

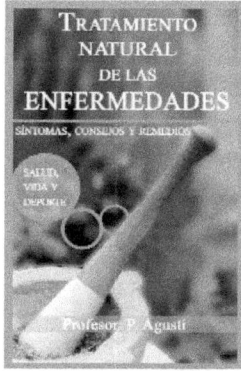

**TRATAMIENTO
NATURAL DE LAS
ENFERMEDADES**

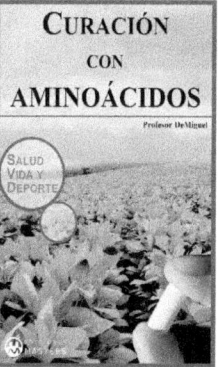

**CURACIÓN CON
AMINOÁCIDOS**

www.ingramcontent.com/pod-product-compliance
Lightning Source LLC
Chambersburg PA
CBHW070902290526
45795CB00001B/205